Dᵣ Ferdinand CHAVANT

Pharmacien de 1ʳᵉ classe
Ex-pharmacien adjoint des hôpitaux de Lyon

LA PESTE
A GRENOBLE

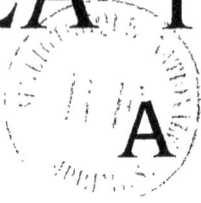

1410-1643

« Pour fuir de la peste le dard,
Pars tost, va loin et reviens tard. »

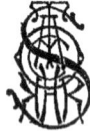

A. STORCK & Cⁱᵉ, Imprimeurs-Éditeurs. LYON
PARIS, 16, rue de Condé, près l'Odéon

—

1903

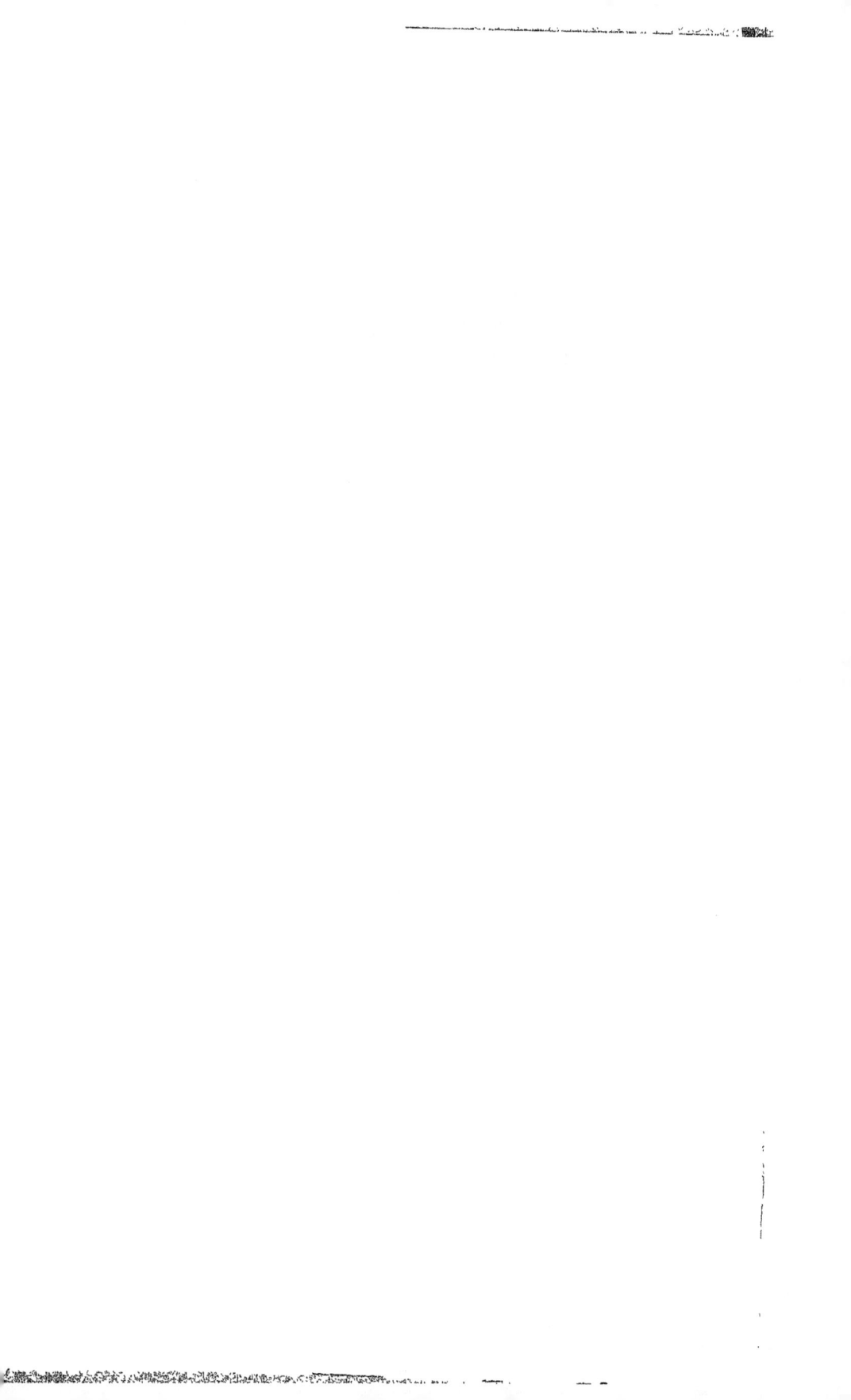

Dr Ferdinand CHAVANT

Pharmacien de 1re classe
Ex-pharmacien adjoint des hôpitaux de Lyon

LA PESTE

A GRENOBLE

1410-1643

« Pour fuir de la peste le dard,
Pars tost, va loin et reviens tard. »

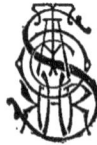

A. STORCK & Cie, IMPRIMEURS-ÉDITEURS. LYON
PARIS, 16, rue de Condé, près l'Odéon

—

1903

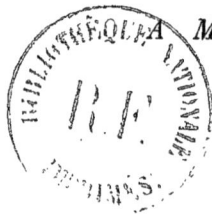

A MON PÈRE

A LA MÉMOIRE DE MA MÈRE

PRÉFACE

—

Au moment de terminer notre doctorat en méde-
cine, il nous est agréable de jeter un coup d'œil en
arrière et de revenir par la pensée à ces années de
jeunesse si vite envolées.

Depuis 1898, époque où, chargé à l'hospice de la
Charité de Lyon d'un service de pharmacien-adjoint,
nous fîmes nos débuts à la Faculté de médecine, jus-
qu'à ce jour, nous avons toujours rencontré pour
nous guider des maîtres sûrs et dévoués. A tous nous
envoyons l'expression de notre reconnaissance.

Nous remercions particulièrement :

M. le professeur Soulier qui a bien voulu accepter
la présidence de cette thèse et nous aider de ses bons
conseils ;

M. le Dʳ Bordier, directeur de l'École de médecine
de Grenoble, à qui nous devons le sujet de cette thèse
et dont les travaux nous ont abondamment servi ;

M. le Dʳ Flandrin qui nous a prodigué ses bons
conseils et a mis à notre service son érudition de
bibliophile et les précieux documents que contient sa
bibliothèque ;

F. Chavant.   1

M. Maignien, le sympathique conservateur de la bibliothèque de Grenoble, qui nous a toujours accueilli avec amabilité et n'a pas ménagé, pour nous être agréable, ses précieux renseignements;

M. Prudhomme, archiviste de la Préfecture, dont nous avons mis à contribution l'excellent ouvrage sur l'Assistance publique à Grenoble;

M. Brichet, chef de bureau à la Préfecture, dont l'érudition nous a été précieuse dans la géographie de la ville. Le plan de Grenoble en 1590 est tiré de son bel ouvrage : Les rues de Grenoble.

Enfin dans le cours de nos études, MM. les professeurs Porte, Girard, Perriol, Allard, Nicolas Deschamps, Douillet, ont contribué à notre instruction et ont droit à notre reconnaissance.

A tous nos camarades, compagnons de travail et de joie, l'assurance d'un bon souvenir que n'effaceront ni le temps ni l'éloignement!

INTRODUCTION

A l'heure actuelle où les préoccupations du monde
savant sont tournées du côté de ces infiniment petits
qui engendrent de terribles maladies ; alors qu'on
discute sur la contagion, sur la transmissibilité, sur
l'inoculation, qu'il s'agisse de la tuberculose, du
choléra ou de la peste ; à notre époque si fertile en
congrès savants où se réunissent pour se prêter leur
concours les lumières du monde entier ; où des progrès considérables ont été réalisés, pour tout ce qui
concerne l'hygiène et la prophylaxie, il nous a paru
intéressant de prendre pour sujet d'étude celle des
maladies qui, de mémoire d'homme, a fait le plus de
ravages sur le globe, un mal éminemment contagieux
et rapidement mortel, véritable fléau des populations
du moyen âge, auprès duquel notre ennemie insaisissable, la tuberculose, puisqu'il faut la nommer,
n'est qu'un pâle reflet, la goutte d'eau qui suit l'orage,
l'étincelle après l'incendie.

Aucune épidémie de notre époque ne peut donner
une idée de ce qu'étaient les pestes d'autrefois, telles
que la peste d'Athènes et la peste noire des xive, xve,

xvi⁰ siècles. La fameuse peste de Marseille de 1720
est encore présente à toutes les mémoires et la
crainte de ce fléau n'est pas éteinte puisqu'on signale
son apparition récente dans les pays les plus civilisés
de l'Europe.

Notre intention n'est pas de faire l'histoire détail-
lée, au sens propre du mot, de la peste à Grenoble.
Ce récit se trouve au complet dans les excellents ouvrages de MM. Bordier, Prudhomme, Pilot. Notre
but, en écrivant sur ce sujet, est moins d'exposer des
faits que de les analyser dans ce qu'ils ont de scientifique et de médical et de faire ressortir l'état d'esprit
de nos aïeux en matière d'épidémie.

Nous donnerons donc un court exposé historique
de la peste à Grenoble, empruntant très souvent la
plume autorisée des historiens dauphinois. Nous
étudierons ensuite dans les auteurs anciens comment
était entendue autrefois la peste, quelles causes lui
étaient attribuées, quel était le sens clinique de nos
pères, enfin comment ils se préservaient du fléau et
quels soins ils donnaient à leurs malades.

*En résumé : Historique, Étiologie, Symptômes,
Diagnostic, Pronostic, Prophylaxie et Traitement*
seront nos principaux chapitres que nous écrirons
documents en mains et citations à l'appui.

I

Historique.

En 1348 éclata la peste noire qui enleva 28 millions d'habitants à l'Europe épouvantée : « Elle sévit dans tout le Dauphiné, surtout à la Tour-du-Pin.

« D'après un rapport qui fut présenté au pape Clément VI, elle fit périr en Provence, non compris Avignon, 120.000 personnes, à Avignon 30.000, à Lyon 45.000, en Bourgogne 80.000 (1). »

Aucun document ne nous permet d'affirmer que la peste entra dans Grenoble pendant cette année 1348. Nous savons seulement que la crainte du fléau régnait dans la capitale du Dauphiné et que Humbert II, le dernier des dauphins, poursuivit les juifs qu'on rendait responsables de l'épidémie. « A Grenoble, 74 d'entre eux furent traduits en justice, incarcérés *apud montem Bonundum* et brûlés ; leurs biens confisqués au profit du monastère de Montfleury (2). »

(1) Dr Bordier : *la Médecine à Grenoble*, Grenoble, Rigaudin, 8, rue Servan, 1896.

(2) *Idem.*

C'est en 1410 que la peste fit son entrée à Grenoble.
L'évêque Aymon de Chissé se réfugie dans son
château de Saint-Hilaire pour échapper au fléau.

En 1420, 1427, 1454, nouvelles épidémies. En 1467,
le Parlement se réfugie à Moirans. Les malades sont
impitoyablement chassés hors des murs de Grenoble
et sans ressources vont mourir dans la campagne.

En 1499 un chirurgien est délégué par les consuls
pour visiter les malades et faire conduire à l'*hôpital
de l'Ile* ceux qui seraient atteints de la peste. C'est
ici que trouve sa place l'histoire de l'hôpital de l'Ile,
Nous ne pouvons mieux faire que de citer textuelle-
ment les lignes suivantes extraites du bel ouvrage
de M. Prudhomme (1).

L'Hôpital de l'Ile
Hôpital des Infez — Hôpital Saint-Roch

Fondateur : Grâce d'Archelles
(1485-1643)

« Le 31 janvier 1485, dans une salle basse d'une
maison de la rue Bournolenc, aujourd'hui rue Jean-
Jacques-Rousseau, le notaire delphinal Claude Bœuf
recueillait les dernières volontés de noble Grâce
d'Archelles, écuyer du roi.

« Le vieux soldat qui s'éteignait alors avait été
l'un des fidèles serviteurs du roi Louis XI et ce
prince, quelques années auparavant, lui avait témoi-

(1) PRUDHOMME : *l'Assistance publique avant la Révolution*, Grenoble,
Falque et Perrin, 1898.

gné sa reconnaissance à sa façon en le mariant à une veuve, encore jeune, qui avait joué un rôle dans sa vie et qui lui rappelait les années heureuses de sa jeunesse, passée en Dauphiné, alors que dauphin, il jouait au souverain dans la province qui lui avait été donnée en apanage...

« A la mort de son maître, le vieil écuyer s'était retiré avec sa femme à Grenoble et c'est dans la maison de celle-ci qu'entre son confesseur et son médecin, Jean Danguerrand, il dictait à cette heure ce testament qui devait conserver à jamais sa mémoire... (1) »

L'une des clauses du testament attribuait trois mille florins (2) à la construction d'une maison pour les pauvres malades expulsés de la ville en temps de peste et en achats de rentes et de terres pour l'entretien de cette maison et la nourriture des pauvres qui y recevraient l'hospitalité. Mille florins étaient payables à la mort du donateur, les deux mille autres à la mort de sa femme Guyette Durand.

C'est ainsi que fut fondé l'hôpital des pestiférés, appelé au xvi° siècle *hôpital des Infez* ou *hôpital de l'Ile*, à cause de sa situation dans l'Ile Verte sur l'emplacement actuel du cimetière Saint-Roch.

Un cimetière fut créé autour du bâtiment et cette enceinte qu'il fallut agrandir plus tard était une des causes de contagion pour la ville. Les Grenoblois, qui ont toujours eu le culte des morts, considéraient

(1) PRUDHOMME : *l'Assistance publique avant la Révolution.*
(2) Environ 18.000 francs de notre monnaie actuelle.

ce lieu de repos comme temporairé ; dès qu'une épidémie avait cessé, on exhumait les corps pour les
ensevelir en « lieu saint », dans le cimetière de
Notre-Dame (1).

Quelle était l'administration intérieure de cet
hôpital et comment y étaient traités les malades?
Hélas! le peu de documents qui nous donnent des
détails sur ce sujet nous laissent entendre que l'éta-
blissement de l'Ile n'avait rien de commun avec les
confortables hôpitaux de notre époque. Qu'on en
juge.

Il y avait quatre lits. *Chacun des lits était occupé
par deux, parfois trois malades.* Les nouveaux arrivants couchaient par terre, sur de la paille (2). Ceux
qui étaient plus fortunés apportaient avec eux leurs
lits et vêtements.

Le mobilier déjà si maigre n'était pas ou était mal
entretenu, le linge et les matelas n'étaient pas désin-
fectés. Des cabanes en planches, construites autour
du bâtiment, abritaient les malheureux malades qui
ne pouvaient trouver de place. Le nombre des pestiférés de l'Ile s'éleva jusqu'à 1.500 au mois d'octobre 1586.

Comme fonctionnaires : 1 hospitalier, sorte d'éco-
nome, 1 aumônier, 1 chirurgien souvent difficile à
recruter et pas toujours des meilleurs, et..... un fossoyeur à gros appointements.

Voilà ce qu'était l'hôpital de l'Ile, tristement

(1) Le cimetière de Notre-Dame occupait l'emplacement de la place
Notre-Dame actuelle.

(2) PRUDHOMME.

célèbre, qui sèrvit de refuge aux pestiférés pendant une période de 160 années, qui vit 14 épidémies dont 6 fois avec une intensité inouïe, triste lieu, où se déroulèrent dans les affres de l'agonie, les drames les plus poignants qu'on puisse imaginer.

Revenons à notre étude chronologique de la peste à Grenoble.

En 1504 la ville désigne un chirurgien pour l'hôpital en l'Ile et « un fosseyeur avec le traitement de 6 florins (1) par mois pour enterrer les morts (2). »

En 1520 nouvelle épidémie. Le mal fut apporté par deux voyageurs venant de Lyon. Jacques Dubois, chirurgien, fait l'autopsie de Guillaume Bourgeois pour savoir s'il est mort de la peste et touche 3 florins (3).

En 1522, la peste devient plus terrible que jamais. Voici un extrait des comptes consulaires de l'année d'après M. Prudhomme.

« Le nombre des maisons infectes de la peste cette année 1522 et dura la dicte peste du 10 juillet à la feste de la Toussaint.

« Dans la rue Chenoise et l'hôpital de la Madeleine (4), 10 maisons atteintes, 13 décès.

« Rue Très-Cloître: 8 maisons, 10 décès.

« Rue Brocherie: 9 maisons et 13 décès.

« Rue Pérolerie (5) : 6 maisons, 9 décès.

(1) 6 florins, c'est-à-dire 36 francs.
(2) PRUDHOMME.
(3) 3 florins pour une autopsie, environ 18 francs.
(4) Hôpital de la Madeleine : c'était un hôpital situé sur la place de Bérulle.
(5) Rue Pérolerie : actuellement rue Barnave.

« Rue Neuve (1) : 1 maison, 2 décès.

« Rue Porte-Traine (2) et le Breuil (3) : 1 maison, 1 décès.

« Rue Pertuisière (4) : 1 maison, 1 décès.

« Place du Malconseil (5) : 2 maisons, 2 décès.

« Rue du Pont (6) : 8 maisons, 15 décès.

« Rue Bullerie (7) : 9 maisons, 16 décès.

« Hôpital Saint-Jacques (8) : 5 décès, dont l'hospitalière, sa fille et son gendre.

« Rue Saint-Laurent : 9 maisons, 13 décès.

« Rue Perrière : 22 maisons, 41 décès. »

Au total 85 maisons furent visitées par le fléau et 141 victimes y succombèrent, parmi lesquelles François Marc, jurisconsulte, mort dans sa maison de la rue Pérolerie (9).

Il est curieux de noter que les rues où la contagion sévissait le plus fortement, sont encore aujourd'hui les premières et les plus éprouvées en temps d'épidémie. C'est ainsi que chaque année la diphtérie, la grippe, la typhoïde et parfois la variole éclatent dans les rues Chenoise, Saint-Laurent, Très-Cloître, pour se répandre ensuite dans la ville.

Le chevalier Bayard, lieutenant général du Dauphiné, avait fui devant l'épidémie et s'était retiré à Tullins (10).

(1) Rue Neuve.
(2) Rue Porte-Traine : la Grand'Rue actuelle.
(3) Le Breuil : la place Grenette.
(4) Rue Pertuisière : la rue Alphand actuelle.
(5) Place du Malconseil : la place Claveyson actuelle.
(6) Rue du Pont, disparue.
(7) Rue Bullerie ou rue du Bœuf : près de la place Lavalette.
(8) Hôpital Saint-Jacques : dans la rue du Pont Saint-Jaime.
(9) Rue Pérolerie : actuellement rue Barnave.
(10) PRUDHOMME : *L'Assistance publique.*

En 1525, la peste est signalée à Saint-Martin-le-Vinoux, elle éclate à l'hôpital Saint-Jacques, dans les prisons de la Porte-Traîne. « En août, elle est tellement meurtrière que l'on est obligé de donner des gages énormes, 12 florins (1) par mois, à un fossoyeur pour le décider à accepter cette dangereuse mission (2). »

En 1526, La Buissière, Goncelin, Allevard sont infectés.

En 1530, c'est Moirans, Valence et aussi Grenoble.

En 1533, un voyageur arrivant de Vienne, muni d'un billet de santé, meurt chez un logeur de la rue Perrière. Un chirurgien chargé de l'examiner reconnaît qu'il est mort de la peste. Mesures sanitaires sévères, mais il est trop tard : l'épidémie a envahi la Perrière. Tous les gens aisés émigrent à la campagne. A l'hôpital de l'Ile qui regorge de malades malheureux, on envoie « un prêtre, un chirurgien et un fossoyeur » pour les soins à donner aux pestiférés. « Les quatre consuls, dit M. Prudhomme, étaient restés à leur poste. Tous furent successivement atteints et l'un d'eux, l'avocat Antoine Avril, malgré les soins empressés qui lui furent prodigués par M. Guillaume Dupuis, docteur en médecine, appelé spécialement à cet effet, mourut le 27 août, victime de son devoir. Le surlendemain, ses collègues, accompagnés par tout ce qui restait de notables dans la ville, assistaient à ses funérailles dans l'église Saint-

(1) 72 francs.
(2) Prudhomme.

André. A quelque temps de là, le quatrième consul atteint d'un charbon à la hanche dut se retirer à la campagne. » Les deux autres consuls furent emportés à leur tour. Pierre Aréoud, dit maître Pierre, docteur en médecine, dirigeait le service de santé.

En 1542, nouvelle épidémie venue des environs de Fontanil, Saint-Martin-d'Hères, Vizille, Chirens, Montbonnot, Moirans : une clôture est établie tout autour de la ville. On fera l'autopsie de tous les décédés et c'est Grégoire Lyonnet qui en est chargé ; quant à Pierre Aréoud qui soigne les pestiférés de Grenoble et du Fontanil, il touche un mandat de trois écus (1).

En 1551, la peste est à Chambéry, Grenoble prend des précautions et le fléau n'arrive pas.

En 1564, le roi Charles IX qui devait venir à Grenoble ajourne son voyage en apprenant que la ville est infectée. L'épidémie avait éclaté rue Bullerie (2). Les trois quarts des habitants avaient émigré. Les élections n'eurent pas lieu faute d'électeurs.

La Cour ordonne au chirurgien Lyonnet « de servir de son art et de servir à la convention du rapport sous peine de la vie et d'être arquebousé impunément en cas de contravention.

« Quant aux autres médecins, ils sont invités à ne pas quitter la ville sous peine de perdre leurs privilèges (3). »

En 1568, le quartier Saint-Laurent est consigné

(1) BORDIER : *la Médecine à Grenoble.*
(2) Rue Bullerie ou rue du Bœuf, près la place Lavalette.
(3) BORDIER : *la Médecine à Grenoble.*

pendant plusieurs semaines, à cause de quelques cas qui y étaient signalés. L'épidémie régnait à Crolles, Jarrie.

En 1578, nouvelles alarmes : elle est à Saint-Marcellin et notamment à Chevrières où elle cause de nombreux décès.

En 1580, c'est à Crolles, Bernin, Villard-Bonnot, La Terrasse.

En 1586 l'épidémie éclate à Grenoble plus terrible que jamais. Le Parlement se retire à Montbonnot, puis à Goncelin, puis à Saint-Étienne-de-Crossey ; au dire des historiens, les rues de la ville étaient désertes. Il mourut les deux tiers de la population. Cette épidémie dura trois ans (du 15 juillet 1586 au printemps de 1589).

En octobre 1586 les pestiférés de l'hôpital de l'Ile atteignirent le nombre de *quinze cents*. L'indigence était telle que ces malheureux qui étaient à la charge de la ville ne reçurent pour toute nourriture pendant une semaine, qu'une once (1) de pain par jour ; ces affamés se présentèrent en nombre aux portes de la ville et il fallut lever des impôts spéciaux pour leur procurer du pain et du vin.

En 1596, la peste se déclare à nouveau. La femme d'un marchand nommé Tacon succombe et après elle son médecin et sa fille. Le Parlement émigre à la Côte-Saint-André, puis à Romans. Tous les quartiers de Grenoble sont envahis par le fléau. Mais grâce aux mesures de précaution, dont nous connaissons les

(1) Une once, c'est à dire 33 grammes.

détails par Guillaume de Lérisse, capitaine de santé, au bout de cinquante jours l'épidémie s'arrêta.

En 1597, un cas à l'Abbaye (1), mesures sévères et mise à l'amende aux voisins qui n'ont pas fait la déclaration aux autorités.

En 1617, autopsie d'un hôtelier mort de la peste à la Tronche (2).

En 1628, Louis XIII passe à Grenoble et y reste huit jours, malgré la peste dont on vient de signaler l'apparition rue Très-Cloître.

« Pendant cette épidémie tous les chirurgiens envoyés dans l'Ile étaient morts successivement ; il n'en restait plus qu'un seul nommé Micha pour soigner cent cinquante malades (3). »

En 1630, la ville de Grenoble fait un vœu solennel pour obtenir d'être débarrassée du fléau. Malgré cela, une épidémie très meurtrière éclata la même année, apportée par deux voyageurs venant de Gap. L'épidémie commence dans le quartier Saint-Laurent. Le 21 août un ambassadeur d'Angleterre de passage à Grenoble y meurt, victime du terrible mal.

En 1643, nouveau retour de la contagion. Un décès rue Saint-Jacques ; un autre à l'hôpital. Le 26 novembre, l'hôpital de l'Ile est évacué. L'épidémie a cessé. *Depuis lors Grenoble ne fut plus visitée par le fléau.*

En 1720, lors de la fameuse peste de Marseille, les mesures de précaution suffirent pour préserver la ville. La cité reconnaissante vote des félicitations à

(1) Aux portes de Grenoble.
(2) BORDIER.
(3) PRUDHOMME.

l'adresse du conseil de santé qui a si bien rempli son
rôle.

Les anciens n'avaient pas comme nous l'amour de
la statistique. Aussi est-il difficile de dire le nombre
des victimes qui succombèrent pendant cette longue
série d'épidémies. Comme documents concernant ce
sujet nous n'avons que les comptes consulaires rela-
tifs à l'entretien et à la nourriture des pestiférés;
encore ces listes ne comprennent-elles que les
malades de l'hôpital de l'Ile et ceux que le conseil de
santé faisait séquestrer sévèrement dans une maison
ou dans une rue. Toutefois il est permis de dire que
la mortalité fut considérable à Grenoble.

L'épidémie était entrée dans nos murs en 1410.
Elle est mentionnée pour la dernière fois en 1643.
C'est donc une période de deux cent trente-trois
années qui fut le règne du fléau. Le mal apparaissait
pendant quelques mois, se retirait pour revenir plus
tard. Quelquefois, au lieu de sévir pendant quelques
mois, il régnait pendant plusieurs années comme en
1586, 1587, 1588, 1589. Les épidémies les plus meurtrières furent celles de 1522, 1525, 1542, 1586, 1596,
1630.

L'ÉGLISE PENDANT LA PESTE

Il est intéressant de connaître la conduite du
clergé pendant les différentes épidémies de peste qui
ravagèrent Grenoble.

Il fut interdit à tout prêtre de confesser les pestiférés sous peine d'être exclu de la ville et de faire
quarantaine.

Un aumônier spécial était désigné pour les malades de l'Ile et enfermé avec eux.

A partir de 1628, les religieux Récollets, sur leur demande, furent affectés au service de l'hôpital de l'Ile.

Les distributions d'eau bénite qui se faisaient dans chaque paroisse au domicile des fidèles furent supprimées pour éviter la propagation de la contagion.

Comme on évitait les rassemblements dans les églises, la messe se disait sur les places publiques.

Plusieurs églises et chapelles étaient dédiées à saint Roch, notamment la chapelle de l'Ile-Verte qui a gardé le nom de ce saint, patron des pestiférés.

Dans d'autres régions de la France, le culte s'adressait à saint Sébastien.

On retrouve des statues représentant saint Roch ou saint Sébastien dans une attitude suppliante, la jambe nue, un bubon incisé à hauteur de l'aine.

Actuellement encore, à Grenoble, dans les couvents, on récite la prière suivante adressée à saint Roch :

PRIÈRE A SAINT ROCH

Inscrite de temps immémorial au rituel

DES FRÈRES MINEURS CAPUCINS

Salut, ô très saint Roch, né d'une famille illustre, marqué au côté gauche par le signe de la Croix. Saint Roch, dans vos lointains voyages, vous avez merveilleusement guéri par votre toucher salutaire les malades atteints d'une peste mortelle.

Salut, angélique saint Roch, qui, par l'entremise d'un céleste messager, avez obtenu de Dieu le privilège de préserver de la peste ceux qui vous invoquent.

ᵥ. Priez pour nous, saint Roch,

ᵣ. Afin que nous soyons dignes des promesses de Notre-Seigneur Jésus-Christ.

Oraison. — Seigneur, qui avez gravé sur une tablette, par la main même d'un ange, la promesse faite au bienheureux Roch de préserver de la peste quiconque invoquerait son nom, daignez par ses mérites et par ses prières nous accorder d'être delivrés de la peste du corps et de l'âme.

Ainsi soit-il.

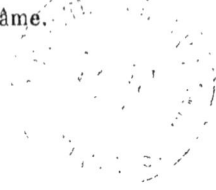

F. CHAVANT.   2

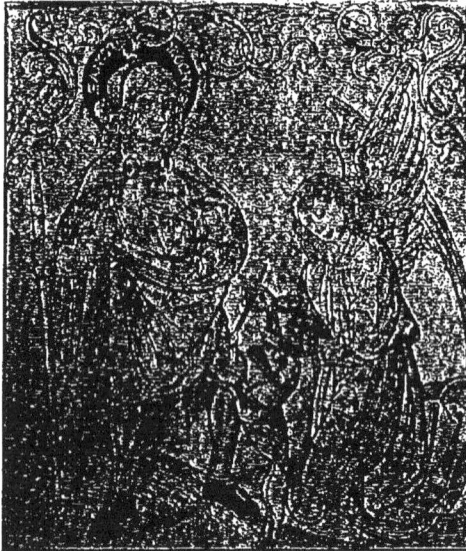

Saint Roch, d'après Maldura.

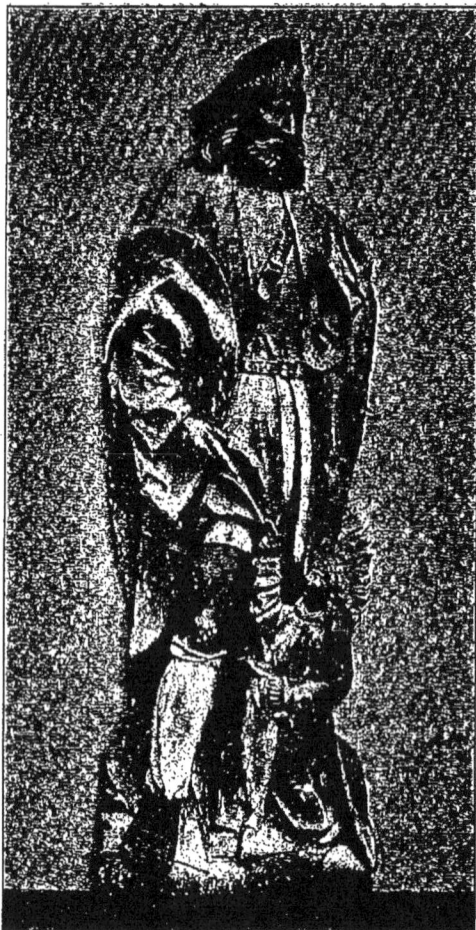

Statue de Saint Roch, par Yves Strigel de Memmingen
(Musée historique de Bâle).

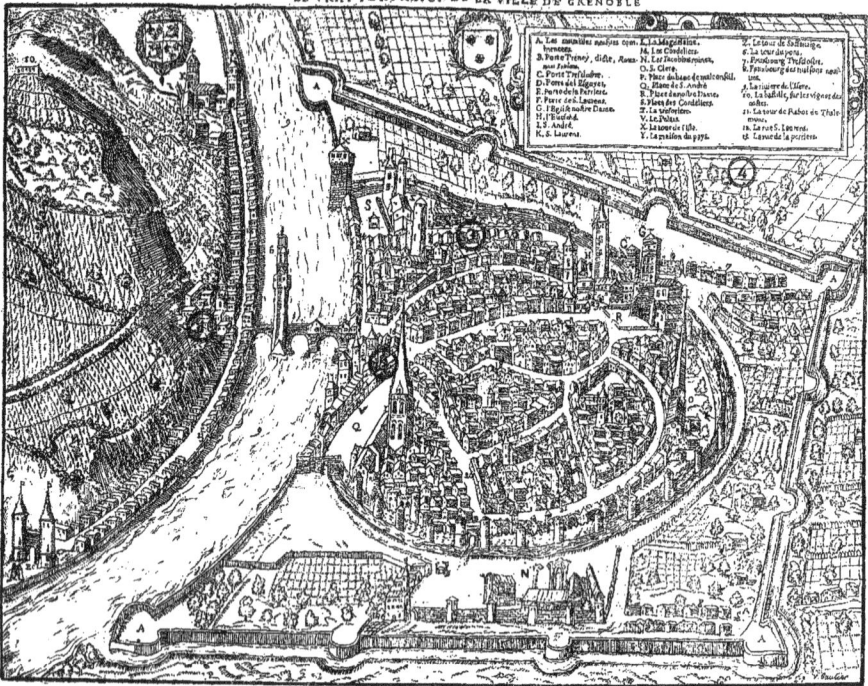

LE VRAY PORTRAICT DE LA VILLE DE GRENOBLE

PLAN DE GRENOBLE AU XVIᵉ SIÈCLE

D'après une gravure du temps faite sur l'ordre des consuls en 1590

(1) Hôpital de St-Antoine, existait au XIVᵉ siècle (montée de Chalamont actuelle). C'était peut-être une maladrerie.

(2) Hôpital de la Madeleine ou de St-Hugues (place des Cordeliers actuelle).

(3) Hôpital St-Jacques, fondé par Jacques de Die en 1329 (rue du Pont-St-Jayme actuellement).

(4) Hôpital de l'Ile des Infez (actuellement Ile Verte) fondé par Grâce d'Archelles en 1485. A joué un grand rôle dans l'histoire de la peste.

II

Étiologie ancienne

(d'après les documents).

————

Nous sommes aujourd'hui fixés d'une façon certaine sur l'agent infectieux qui engendre la peste. Mais au moyen âge et dans les années qui suivirent, nos aïeux, dépourvus des lumières actuelles, se faisaient une idée plus immatérielle. Le microscope et la bactériologie n'existaient pas et il ne faut pas leur en vouloir s'ils n'ont pas eu connaissance de cet infiniment petit que les travaux de Kitasato et de Yersin nous ont bien décrit en 1894.

Nous admettons comme modes de contagion : « l'air, l'eau, le sol, les animaux, les individus, les objets ». Nous allons voir, dans l'exposé qui va suivre, que toutes ces voies de contamination étaient connues depuis plusieurs siècles.

Parmi les causes erronées, il faut citer les interventions « supernaturelles », les astres, les sorciers, la magie, etc.

A Grenoble, en 1545, un règlement municipal défend aux habitants des communes voisines d'entrer en ville « jusqu'à ce que la lune soit virée » (1).

Laurent Joubert (2), médecin ordinaire du roi, premier docteur-régent en l'Université de Montpellier, écrivait en 1581 qu'il y avait « pour la peste des causes supernaturelles » : c'étaient la colère divine, les constellations, surtout la conjonction de Mars avec Saturne en signe bon et humain comme en Virgo et Gemini et par l'éclipse du soleil et de la lune.

Davin, lui-même, le docte médecin de Lesdiguières écrit très sincèrement (3) : « Les causes supérieures de la peste ont été les mauvaises constellations et conjonctions célestes, l'éclipse de lune qui se fit le 20 du mois de janvier, année susdite (4). »

Plus tard, en 1659, Philibert Guybet, auteur du *Discours de la peste,* donne les mêmes causes : « Entre lesquels on compte les conjonctions des planètes malfaisantes, les étoiles que l'on n'a point accoutumé de voir, les comètes, les grandes éclipses, les tremblements de terre, l'an de Bissexte. »

(1) BORDIER : *la Médecine à Grenoble.*

(2) *Traité de la peste,* par Laurent JOUBERT, conseiller et médecin ordinaire du roi et du roi de Navarre, premier docteur-régent stipendié, chancelier et juge de l'Université de médecine de Montpellier. Plus une question de la paralysie et deux paradoxes de la révulsion du même auteur. Traduits fidèlement en français par Guillaume des Innocents, maître juré en chirurgie de la ville de Tholole. MDLXXXI. Bibliothèque de Grenoble 0-3825.

(3) *Très singulier traité de la générale et particulière préservation de la vraye et assurée curation de la peste,* par noble Antoine DAVIN, docteur et médecin ordinaire du roy, à Grenoble, chez Richard Cocson, MDCXXIX, Bibliothèque de Grenoble, 0-3825.

(4) En 1628.

Ces opinions étaient celles des savants. Il est à peine besoin de dire que le public ignorant partageait les mêmes idées et même les exagérait. Les populations étaient saisies de terreur devant l'arrivée d'un fléau aussi épouvantable et ne songeaient qu'à faire pénitence. C'est l'origine de la secte des flagellants dont nous parlerons plus loin.

Les causes de la contagion, en réalité, étaient mieux connues que ne pourraient le laisser croire les citations ci-dessus.

Davin cite comme causes inférieures « les guerres, les disettes, la famine, les casernes, les canaux, conduits infects, cloaques, odeurs puantes des herbes, l'excessive chaleur, les charognes puantes, le vent austrin, comme au temps d'Hippocrate, le vent portait la peste d'Éthiopie à Athènes ».

Laurent Joubert s'exprime ainsi : « La cause spéciale ou particulière procède des paluds et marécages avec la vapeur mauvaise et infecte des étangs, eaux dormantes, cloaques, égouts ou retraits, laquelle corrompt et altère l'air, charogne, corps morts qui demeurent parmi les champs sans sépulture, sans être brûlés comme il advient après quelque bataille.

« Quand en esté, bientôt après la pluye, on voit une saison de grenouilles rampantes sur la terre, estans de couleurs diverses avec un autre nombre infini de ces petits bestions que les Latins appellent infecta et de ces autres qui grouillent et se tiennent par terre comme *puces*, *punaises*, mouches, araignes, papillons, crapaux, lézards. »

Comme Davin, il incrimine la famine : il avait

remarqué que la misère qui succède aux disettes est une cause d'épidémie : « μετα λιμον λο λοιμος. » Après la famine, la peste.

Mais voici qui est fait pour nous étonner, nous qui prétendons attribuer à notre époque le mérite d'avoir reconnu que les rats et les puces étaient les véritables véhicules de l'agent pesteux : « La cause qui provient des choses basses sera comme quand les bêtes qui se logent dans les cachots et casernes comme font les rats, taupes et autres... » (Joubert.)

Plus loin Joubert dit que « les chiens et les chats, les premiers surtout, portent la contagion de village en village, de maison en maison... » La peste est portée par les personnes infectées, par leurs habits ou par leurs marchandises.

Davin partage la même manière de voir et cite le cas d'un soldat qui contracta le terrible mal et le communiqua à la ville d'Embrun.

« La peste fut portée à Embrun en des bas de soye par un soldat qui les avait pillés à Guillestre, lorsqu'elle fut prise par monseigneur de Lesdiguières (1). »

Les faits de contagion d'homme à homme étaient si nets, si probants, que l'on comprend l'extrême sévérité des quarantaines, de l'isolement, de la surveillance des villes. Nous lisons en effet dans le livre de M. Prudhomme :

« En arrivant aux portes de la ville, le voyageur présentait un billet de santé à la sentinelle placée en

(1) BORDIER.

faction à la barrière. Celle-ci l'apportait au chef du poste, qui après l'avoir examiné, décidait si le porteur devait être admis ou refusé. Dans le cas où celui-ci venait d'une localité suspecte, la sentinelle *recevait le billet au bout d'un bâton et l'arrosait de vinaigre* avant de le remettre à son chef (1). »

Du même :

« En novembre 1630, l'épidémie avait cessé ; l'imprudence d'un enfant faillit la ramener. On apprend qu'un jeune garçon demeurant rue Pascale (2) était atteint du mal contagieux. On le transporte d'urgence à l'hôpital de l'Ile et l'on enferme sa mère dans sa maison. Interrogé par le chirurgien, l'enfant raconta qu'il était allé faire paître ses bêtes dans l'Ile, auprès des tombes des pestiférés. »

La rumeur publique accusait des malfaiteurs de répandre la peste en prenant de la graisse qui avait touché les bubons des pestiférés et en l'étendant sur les serrures des portes d'habitation. Ces « engraisseurs » ont été signalés dans la plupart des épidémies de peste, à Grenoble, Chambéry, Genève, Lyon. Quand on les surprenait, leur affaire était claire : c'était le bûcher ou la potence, quelquefois ils étaient assommés sur place.

Il semble que la terreur populaire ait exagéré les méfaits de ces gens-là. Peut-être les malfaiteurs ainsi surpris à graisser les portes étaient-ils de simples

(1) PRUDHOMME : *Assistance publique* (règlement du 14 septembre 1720, art. 22 et 23).

(2) Rue Pascale aujourd'hui détruite.

cambrioleurs qui voulaient profiter de l'effroi causé par leurs agissements.

La misère, la densité de la population sont indiquées par Davin comme favorisant le développement du fléau.

Joubert cite comme causes influentes « l'aptitude du patient », nous dirions aujourd'hui la réceptivité, et la dépression morale résultant « de la frayeur et de l'agitation des humeurs ».

Davin s'exprime ainsi : « En temps de peste, la peur est extrêmement dangereuse, d'autant qu'elle rend la personne plus susceptible de la contagion et attire le virus pestilentiel comme l'ambre la paille. Somme toute, la peur fait perdre toutes forces, comme dit le poète : *vires subtrahit ipse timor.* »

La question de l'eau potable, si capitale en temps d'épidémie, a été entrevue par Joubert :

« Quand il y a pestilence, l'eau de pluie ne vaut guère pour ce qu'elle retient la matière et la condition de l'air qui est infecté... Je suis d'avis qu'on tire l'eau d'une bonne fontaine, l'allant chercher avec des seilles fort profond, afin que l'on ne prenne point de celle qui est au-dessus et que l'air touche assiduellement. Si l'eau est malsaine. faites-la cuire et ajoutez du vinaigre. »

Il est probable que le Verderet, ce petit affluent de l'Isère qui traverse le vieux Grenoble (voir le plan) transportait de maison à maison les germes de la peste, comme de nos jours encore il véhicule le bacille d'Eberth, ainsi que l'a démontré M. le Dr Porte pendant l'épidémie de fièvre typhoïde de 1900 (1).

Il est d'ailleurs question assez souvent du Verderet dans les documents que nous avons sous les yeux. Il est probable qu'à cette époque comme dans la nôtre, cette rivière servait de tout à l'égout.

Le règlement du 3 février 1534 s'exprime ainsi :

Article III

« Item de faire aussi criée que tous ceux qui ont maison sur les rivières de l'Isère et Verdérel, sur les fossés de la ville et ailleurs dedans la cité ou aux faubourgs d'icelle, ayent à faire clore ou descendre les bornes des retraits desdites maisons, c'est assavoir ceux qui sont sur l'eau jusqu'à l'eau de la rivière... de manière que inconvénient de peste ou autre ne se ensuive à l'occasion de l'infection desdits retraits. »

Enfin, nos pères semblent bien avoir compris que la propreté était pour quelque chose dans l'éloignement du fléau. A maintes reprises ils font nettoyer les rues et les maisons ; et certes ce n'était pas sans besoin. Les premières latrines publiques datent de 1582 (2). Dans la même année une délibération du

---

(1) Sur un plan de Grenoble, M. le Dr Porte, professeur de clinique médicale, a montré que pendant l'épidémie de 1900, sur 55 cas de fièvre typhoïde 42 s'étaient produits dans des maisons riveraines du Verderet. Ce ruisseau a, depuis, été couvert par les soins de la municipalité.

(2) On installa ces lieux dit « retraits publics » au pont Saint Jaume, à la Perrière, à l'Évêché (PRUDHOMME).

conseil municipal du 18 août prescrit de fermer la
ruelle de l'Écu-de-France, située derrière l'école de
Notre-Dame, « pour évicter à l'infection et puanteur
des immondices qui y sont journellement portées » (1).

(1) Prudhomme.

III

Description de la peste

(d'après les documents).

———

On est généralement tenté de croire que, dans les
siècles qui nous ont précédés, la médecine était
réduite à de vagues observations plus ou moins sûres,
à des données d'imagination mystique ou exaltée, à
des inventions ou à des racontars exagérés. Les co-
médies satiriques de Molière n'ont pas peu contribué
à étendre cette idée. Mais ceci est loin d'être exact.
A cette époque comme dans la nôtre, des hommes de
valeur, véritables savants pour leur siècle, à idées
nettes, d'une méthode sûre, avaient observé, analysé
et classé les symptômes. Nous allons retrouver dans
leurs ouvrages toutes les divisions de nos classiques.

Quelques auteurs contemporains se sont même
demandé si réellement les nombreuses épidémies
qui se sont succédé, au xIVᵉ, xVᵉ, xVIᵉ siècle sous le

nom de peste étaient bien dignes de ce nom. Nous sommes en mesure d'affirmer que la chose est hors de doute. C'est bien une entité morbide définie ; c'est bien la peste bubonique, la même qui décima Marseille en 1720, la même dont on signale des cas de nos jours, en Orient, dans le nouveau monde et jusque sur le littoral méditerranéen.

Symptômes généraux.

La peste avait une période d'incubation très courte et marquée par des prodrômes très accentués. Elle commençait, dit Davin, « par pesanteur et doleur de teste, grand assoupissement suivi de rèveries, vomissements, « puanteur d'haleine », « grande soif », « urine puante », flux du ventre, pourpre ou tac bleu, violet, noir ou plombé, langue noire... (1) »

Au bout de quelques heures, vingt-quatre ou quarante-huit heures, arrivait la période d'état, avec son cortège multiple de symptômes.

Ces signes généraux étaient très nombreux. C'étaient de la céphalalgie, de la faiblesse, tendance à la syncope, somnolence, des vomissements, une soif ardente, une fièvre intense avec exacerbation vespérale (fièvre hectique), un facies grippé, de la cardialgie, de la dysenterie, « lienterie », des urines troubles, épaisses, une exhalaison mauvaise du corps tout entier.

(1) Bordier.

Signes physiques.

LES BUBONS

Au premier rang se placent les bubons. Ce signe domine tellement la symptomatologie qu'il a donné son nom à la maladie : « peste bubonique ».

Les bubons, encore appelés « bosses » ou « glandes », faisaient leur apparition vers le deuxième ou le troisième jour. Ils siégeaient « soubs la gorge, derrière les oreilles, soubs les aisselles, aux aines. » C'étaient, en somme, des ganglions suppurés. Voici comment Joubert explique leur pathogénie :

« Le venin étant entré par tout le corps avec violence et effort, ayant déjà fait une grande brèche aux plus précieuses entrailles qui ne peuvent souffrir un tel assaut, se rue finalement dans les émonctoires. »

Le siège des bubons était variable comme nous le disons plus haut. Cependant, il semble que dans la grande majorité des cas, les bubons siégeaient aux aines. C'est là du moins qu'ils prenaient les plus grandes proportions ; leur volume était variable, variables aussi leur aspect, leur couleur, leur mode de développement.

LES CHARBONS

Le deuxième signe cité par tous les auteurs c'étaient les charbons ou carboncles. Ces productions étaient fort analogues à la pustule maligne engendrée par le bacillus anthracis.

Les charbons naissaient sur une partie quelconque du corps. Au dire de Joubert, il devait s'en trouver même sur les muqueuses et ceux qui « naissaient au gosier » étaient d'un pronostic mortel. Néanmoins il apparaît que la grande généralité des charbons se montrait à la hanche.

Un soldat de garde du maréchal de Créqui se présente à la Porte de France en 1832. Quoique muni d'un certificat de santé, le service de la barrière lui refusa l'entrée à cause de son aspect malade. Deux heures après, il était mort et le chirurgien de l'Ile appelé constata qu'il « était tout couvert de poulpre et qu'il avait deux charbons dans le haut de la cuisse » (1).

Pendant la terrible épidémie de 1533 où les consuls de Grenoble succombèrent tour à tour, l'un d'eux, dit la chronique, fut atteint d'un charbon à la hanche et dut résilier ses fonctions.

Voyons maintenant en quoi consistait le charbon, quels étaient ses caractères cliniques Davin, le maître grenoblois, va nous l'apprendre :

« Le charbon est une pustule tantôt brune, tantôt violette, tantôt plombée, tantôt noirâtre, laquelle brusque tout ce qui l'entoure et extrêmement furieuse, ayant en son circuit de petites veines de diverses couleurs ; à son commencement est petite de la grosseur d'une lentille entourée souvent de petits grains faisant escare dure et sèche, qui s'ulcère et brûle et ces deux tumeurs ayant entre elles une grande affinité, on les appelle confines. »

(1) PRUDHOMME : *l'Assistance publique.*

Joubert tire un pronostic du charbon : « entre les carboncles, celui à qui on voit une pustule noire et dure, laquelle ne se crève promptement, est tenu pour le plus mauvais, car sec, l'humeur se retire dans le corps. »

Ainsi, les charbons, si bien décrits par les auteurs anciens, étaient des pustules très virulentes et très enflammées, entourées chacune d'un cercle de petites vésicules et ressemblant à s'y méprendre à la pustule maligne appelée aujourd'hui charbon ; comparaison qui n'avait pas échappé à nos devanciers, puisqu'ils appellent du même nom les deux productions morbides.

AUTRES SIGNES : L'ÉRUPTION OU TACT

Il y avait d'autres symptômes, moins dominants mais d'une certaine importance : c'était l'éruption observée sur tous les corps des pestiférés. Cette éruption se présentait sous des aspects fort variables : « Tacs, bourgeons, papules, poulpre, exanthèmes, ecthymates, de couleur noire, pourpre, bleue, verte ou violette qui fleuronne sur le cuir (1). »

Dans son traité de la peste, Joubert donne une classification des papules qui montre à quelle méthode clinique étaient parvenus nos pères. Nous ne faisons pas mieux aujourd'hui.

(1) L. JOUBERT.

Tableau des papules, par Laurent Joubert (1581).

Les papules différent entr'elles

grandeur
- plus petites, ne pouvant à peine effleurer le cuir, comme celles qui surviennent à ceux qui sont mordus de puces.
- plus grandes qui abontissent quelque peu le cuir chevelu comme font les morbilles.
- beaucoup plus grandes, comme les varioles qui viennent souvent à la suppuration.
- égales aux feuilles des rosiers et semblables en couleur à icelles.
- très grandes et larges, de couleur rouge obscur à la mode des érysipèles phlegmoneux.

abondance
- frequentes ou expresses { espandues çà et là.
- rares { assemblées ou amassées.

couleur
- pasles.
- rouges.
- vertes.
- purpurines ou de couleur pourpre.
- livides.
- noires.

moyen d'apparaître
- soudaine apparition.
- soudain évanouissement.

Ces papules si bien décrites sont appelées par les auteurs modernes des pétéchies. Nous lisons, en effet, dans la *Gazette des hôpitaux* du 30 septembre 1899 sous la signature du Dr Louis Delherm, interne des hôpitaux de Paris :

« Les pétéchies qui apparaissent du septième au huitième jour, se rapprochent beaucoup du purpura; elles sont d'un pronostic très sombre (Deschamps); on en voit toujours sur les parois abdominales quel-

ques heures avant la mort. L'anthrax a la forme
d'une tache siégeant soit dans le dos, soit sur les
épaules ; il peut se terminer par la gangrène. »

Davin parle de même des anthrax qui se décollent
et se gangrènent.

Maurice de Tolon, l'année de la peste de Marseille,
s'exprimait ainsi :

« Les exanthèmes sont des taches petites à peu
près comme des piqûres de puces, rouges, bleues,
violettes, pourprées, noires ou livides. Elles sortent
ordinairement au ventre, à la poitrine, au bas des
lombes ou aux fesses. Il se voit aussi des taches
étendues de couleur obscure semblables à des
marques de fouet. Quelques auteurs disent que
pour connaître si toutes ces taches et pustules sont
pestilentielles ou non, il faut en laver quelques-unes
avec du bon vinaigre chaud, que les pestilentielles
resteront quelque lotion qu'on y fasse et qu'au con-
traire elles s'évanouiront, si elles ne le sont pas (1). »

L'évolution de la maladie était assez rapide. La
période des prodromes et celle d'état se faisaient
généralement en sept ou huit jours. Quant à la phase
de régression, laquelle n'était atteinte que si le
malade devait guérir, elle pouvait durer beaucoup
plus longtemps, entretenue par des suppurations
interminables, des hydropisies, des paralysies, etc...

Les malades qui atteignaient la troisième période,
c'est-à-dire la convalescence, étaient considérés
comme ayant échappé à la mort.

(1) *Le Capucin charitable*, par le père Maurice DE TOLON, 1721.

F. CHAVANT.   3

DIAGNOSTIC

Le diagnostic de la peste s'impose tellement, même au début de la maladie, qu'il est hors de doute que nos pères aient été dans le vrai en affirmant la peste comme une entité morbide définie.

PRONOSTIC

« Les symptômes sont tous fallacieux comme le sont aussi tous ceux des autres maladies aiguës selon Hippocrate (1). »

Les médecins de l'époque étaient partisans de la théorie humorale : « Quand les bubons et morbilles s'évanouissent soudain, c'est un des plus certains signes de la mort et aussi quand le bubon devient dur (2). »

Les signes suivants sont dits mortels : « parties externes froides, les internes brûlent, soif extrême, vomissements d'une matière puante de couleur porracée érurigineuse et noire... *le signe le plus dangereux de tous est à bon droit quand l'on fait le sang par les narines, par la bouche, par le fondement, jusqu'à le pisser : ceux-ci ne comptent guère le troisième jour* (3). »

Le pronostic, on le voit, était sombre. De nos jours, la maladie est aussi terrible et rapide. D'après les données des médecins de notre époque, l'évolution se fait en huit jours. « Si la mort doit se pro-

(1) JOUBERT.
(2) JOUBERT. *Idem.*
(3) JOUBERT. *Idem.*

duire, il y a des plaques rouges sur l'abdomen ; ces plaques peuvent être recouvertes de phlyctènes et donner lieu à une ulcération, à une eschare (anthrax pesteux) (*Netter*).

(Extrait de la *Gazette des Hôpitaux*, 30 septembre 1899.)

« Quelquefois la maladie semble promettre une heureuse issue devant les yeux ; mais sur la queue, elle donne la mort (1). »

COMPLICATIONS

S'il faut en croire les auteurs de cette époque, les survivants qui avaient été guéris de la terrible maladie n'étaient pas exempts des lésions laissées après son passage : « Les uns restent aveugles, les autres sourds, aucuns ont leurs nerfs retirés et contraints. Il y en a qui *perdent le bout des doigts* (2), *des pieds et des mains ou les parties honteuses.* Aucuns demeurent forcenés courant çà et là, quelques-uns perdent leur mémoire au point qu'ils *ne se reconnaissent pas eux-mêmes.* »

D'après ce que nous savons par les documents de l'époque, très peu guérissaient ; ceux qui avaient ce rare bonheur en conservaient des traces ineffaçables, tels que troubles nerveux et troubles psychiques, suppurations ganglionnaires, paralysies, otites, etc.

(1) JOUBERT.

(2) Cette citation est de L. Joubert. Il est permis de se demander si l'auteur ne confond pas la peste avec la lèpre. Ces ravages (perte de membre ou de phalanges) sont, en effet, plutôt les caractères de cette dernière affection.

IV

Traitement ancien.

1° TRAITEMENT SUPERSTITIEUX

Parmi les diverses mesures imaginées par nos ancêtres pour conjurer le terrible mal, il y avait ce
que nous appellerons le traitement rationnel logique,
scientifique, c'est-à-dire : la prophylaxie, la thérapeutique et le traitement chirurgical. En outre nos aïeux
enclins à voir la colère divine en toutes chose avaient
imaginé d'autres moyens : c'est de la superstition
que nous voulons parler.

La superstition. — On avait toute confiance dans
l'influence des astres. C'était la mauvaise disposi-
tion des constellations qui causait le terrible fléau,
Laurent Joubert, que nous avons cité, premier docteur régent stipendié, chancelier et juge en l'Université de médecine de Montpellier, dit que la « peste
est un venin aérien fait de la mixion des vapeurs
pourries, lequel s'étant changé par une *constellation*

malheureuse des planètes en une condition domma-
geable aux genres des animaux, *se montre farouche
et cruelle* ».

Pour conjurer ce mal « que le ciel inventa pour
punir les crimes de la terre », on organisa des
prières publiques, des processions, des vœux solen-
nels, etc.

Comme toujours, l'exaltation fut si grande qu'elle
dépassa le but. On fit pénitence publique. De là
naquit la curieuse secte des flagellants.

Des multitudes nombreuses étaient tout à coup
saisies du besoin de la pénitence et de la flagellation.
Des hommes, des femmes, des enfants se réunissaient
pour se flageller en commun jusqu'à ce que le sang
coulât sous les coups et au milieu des prières. Cette
pratique consistait à fouetter la peau de certaines
parties du corps, principalement du dos et des fesses,
avec des fouets, des verges de bouleau, des lanières
de cuir, des feuilles d'ortie, etc.

Ce procédé aussi singulier que violent était utilisé
dans l'antiquité pour réveiller la virilité éteinte des
vieux libertins, ainsi que le prouve le passage suivant
tiré de Pétrone.

« Cette partie de mon corps, par laquelle j'étais
autrefois un hercule, tomba morte et plus froide que
la glace ; elle semblait retirée au fond de mes entrailles, lorsque Énothée, prêtresse de Vénus, armant
ses mains d'une poignée d'orties vertes, m'en frappa
légèrement et la partie défaillante reprit tout à coup
sa première vigueur. »

Sous Henri III, les flagellants s'étaient érigés en

confrérie ; mais le but de cette association était plutôt un but de dépravation qu'un but de pénitence. Les Mignons se distinguaient par la superbe élégance du coup avec lequel ils faisaient jaillir le sang de leurs épaules.

Mgr Jager, dans l'*Histoire de l'Église catholique*, nous donne des détails sur la flagellation publique : « Elle se pratiquait suivant un cérémonial convenu. On formait un grand cercle au milieu duquel on se dépouillait de ses habits jusqu'à la ceinture. On faisait ensuite le tour du cercle ; le premier de la bande se prosternait à terre, tenant les bras en croix et tous les autres lui passant sur le corps le touchaient légèrement de leur fouet, aussitôt ce flagellant se relevait et commençait sur lui-même une exécution terrible avec un fouet à nœuds et armé de quatre pointes d'éperon. Tous les autres, à l'imitation du premier, se prosternaient, se relevaient et se frappaient dans le même ordre. »

Les flagellants passèrent-ils à Grenoble et dans le Dauphiné ? C'est bien probable. Cependant malgré nos nombreuses recherches dans les bibliothèques publiques et privées nous n'en avons pas trouvé de traces.

On retrouve la mention de leur passage à Strasbourg, dans la Champagne, à Avignon, en Provence, en Alsace, en Lorraine. Les adeptes de cette secte furent très nombreux en France.

Cette exaltation religieuse, qu'on pourrait rapprocher des convulsionnaires sous Louis XV, ne fut pas le seul dérèglement causé par la peste : les popula-

tions se croyant persécutées devinrent persécutrices
à leur tour. La colère populaire tomba sur les lépreux
et les juifs qu'on accusait d'attirer la colère divine.
Ils furent condamnés à mourir sur le bûcher et leurs
biens confisqués.

En Dauphiné, Guigues, seigneur de Beauvoir, rédi-
geant le 9 décembre 1333 ses dernières volontés, se
sent pris de remords en se rappelant les lépreux qu'il
a fait brûler et dont il s'est approprié les biens et il
ordonne à son exécuteur testamentaire de réparer le
tort qu'il a causé.

A Grenoble, en 1348, lors de la première épidémie,
nous avons dit dans notre historique que « 74 juifs
furent traduits en justice, incarcérés *apud montem
Bonundum* et brûlés ».

Tel était, chez nos pères, le traitement mystique,
enfanté par de fausses terreurs et par une conception
erronée des causes du mal. Nous allons voir par ce
qui va suivre que nos devanciers étaient capables de
mieux.

2° PROPHYLAXIE

Dès le début des épidémies de peste, nos ancêtres
avaient compris que le meilleur moyen d'enrayer le
fléau, c'était d'opposer une barrière à son envahisse-
ment. L'isolement, la propreté, la désinfection, l'ins-
titution du conseil de santé, les autopsies des cadavres suspects, voilà les principaux modes de prophylaxie, compris à cette époque à peu près comme de
nos jours.

L'isolement. — Il fut employé dès la première apparition de la peste. Au début on était impitoyable, même inhumain, tant la terreur était grande. Les malheureux pestiférés étaient immédiatement expulsés de la ville et réduits à aller mourir dans la campagne.

La ville de Grenoble était complètement fermée par des barrières ou par les fortifications. Aux portes de la ville (1), une garde vigilante, composée de citoyens et de soldats, interdisait l'entrée à toute personne suspecte ou venant d'une localité atteinte par le fléau. « Les arrivants aux portes devaient répondre à leur interrogatoire, *la main étendue sur les saintes écritures dont on leur tendait un feuillet attaché au bout d'un bâton.*

« On installa un portier dans la chapelle de Notre-Dame de Confort, située en dehors de la porte Perrière. Cet agent interrogeait les arrivants par une fenêtre et recevait au bout d'un bâton les billets de santé dont ils étaient porteurs (2). »

En 1544, une cabane fut construite en dehors de la porte Saint-Laurent pour surveiller la route venant de la Savoie. « Les mesures dictées par la crainte étaient très radicales, car en 1519, on expulsa purement et simplement de la ville un homme qui, malgré les défenses faites, est allé à Chambéry où sévit l'épi-

---

(1) Ces portes étaient au nombre de quatre. Sur la rive droite : la porte Perrière et la porte Saint-Laurent. Sur la rive gauche : la porte Très-Cloître et la porte Traine. Il y avait encore les poternes de l'Eyguier, de Chalemont, de Pertuisière.

(2) Prudhomme.

démie, et rentré secrètement à Grenoble, *cubavit
cum uxore* (1) ».

On ne craignait pas de séquestrer les habitants
dans un quartier ou même dans une rue ou une
maison.

En 1598, on apprend que la peste se déclare à la
Perrière ; aussitôt une barrière est établie sur le pont
pour séparer les deux rives et empêcher toute com-
munication entre le foyer du mal et le reste de la
ville. En 1568, c'est la rue Saint-Laurent qui est
contaminée et qui est barricadée. En 1564, la rue Bullerie est entièrement contaminée, on la ferme au moyen
de barrières de façon à circonscrire le fléau. Des scènes
déchirantes se produisaient ; c'étaient des enfants
qui venaient voir leurs parents séquestrés par les
gens de la police et apparaissant à leur fenêtre
pour la dernière fois ; des notaires recevant dans la
rue les volontés des pestiférés qui testaient du haut
de leurs maisons.

Il va sans dire que tout ce que Grenoble possédait
de gens aisés, prêtres, nobles, bourgeois, membres
du parlement, fuyait dès la première alarme et s'ins-
tallait dans ses propriétés privées, loin du fléau.
« Déloger tôt, aller loin, revenir tard », disait de
Lérisse (2).

Ces moyens de prophylaxie, sévèrement appliqués,
étaient déjà capables d'enrayer le mal. Aujourd'hui,
nos règlements sanitaires ne sont ni plus durs, ni

(1) Bordier.

(2) De Lérisse, capitaine de santé en 1597, dont nous parlerons plus
loin.

peut-être plus efficaces que les mesures prises aux xvie et xviie siècles quand elles étaient bien appliquées. Mais ce qui laisse dans cette histoire de la peste une impression de tristesse et d'horreur, c'est le souvenir de l'hôpital de l'Ile, dit hôpital des Infez.

A cette époque, la charité publique n'était pas organisée comme aujourd'hui; quand l'épidémie terrible éclatait, on était pris au dépourvu. Les notables et les gens épargnés par le mal songeaient surtout à se préserver. Aussi les malheureux relégués à l'hôpital de l'Ile étaient-ils en proie à toutes les misères. Défaut de logement, défaut de nourriture, défaut de soins. Il leur manqua même souvent les secours de la religion comme consolation dernière avant de mourir.

Nous avons dit que Grâce d'Archelles avait fondé un hôpital, mais quel hôpital ! Cinquante ans après la mort du donateur un inventaire donne comme meubles : « Quatre lits en bois dont deux hors de service, deux landiers dans la cheminée et deux pelles pour enterrer les morts ; dans la lingerie trente-trois draps, soixante-cinq couvertures, quelques coussins, quelques paillasses et c'est tout (1). »

Une pareille installation ferait sourire si le sujet n'était aussi triste. L'Ile Verte était bien plutôt un lieu de relégation qu'un asile de malades. Et dire que l'hôpital des Infez eut jusqu'à 1.500 pestiférés à la fois !

Actuellement, les Grenoblois qui vont au cimetière

(1) PRUDHOMME,

accompagner un proche ou un ami à sa dernière
demeure ne se doutent pas que sur ce terrain de
Saint-Roch il se déroula des drames épouvantables
et que nombreuses furent les victimes sacrifiées
d'avance, attendant dans l'angoisse des dernières
heures une fin trop certaine et achevant lamenta-
blement une des plus terribles maladies qui aient
atteint le genre humain.

Quarantaines. Bulletins de santé. — Les quarantaines, encore employées de nos jours, étaient un
des principaux moyens destinés à arrêter le fléau.
On isolait les malades et les suspects, tantôt dans
l'Ile, quand cela était possible, tantôt dans leur
maison, tantôt à la campagne dans une propriété
isolée. La durée de la quarantaine était variable,
quarante jours, vingt jours, quelquefois neuf. Cette
durée était fixée par le conseil de santé qui seul avait
le droit d'interrompre cet isolement forcé.

On avait institué ce qu'on appelait des bulletins de
santé, c'est-à-dire des certificats attestant que leurs
porteurs venaient d'un lieu non infesté et qu'ils étaient
demeurés depuis quarante jours dans cette localité.
A Grenoble le certificat était signé par les consuls ;
dans les localités environnantes par les notables de
l'endroit.

Nous donnons la reproduction photographique d'un
de ces certificats qui date de 1722, année où la peste
sévissait à Marseille d'une façon terrible et où elle
n'éclata pas à Grenoble, grâce aux sages mesures
prises par le conseil de santé.

Certificat de Santé.

Barrieres.

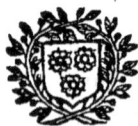

Nous CONSULS ECHEVINS DE LA VILLE de Grenoble, Certifions à tous qu'il apartiendra, que

Agé

Taille

Poil

part en parfaite santé de cette Ville, en laquelle par la grace de Dieu, il n'y a aucun danger de Maladie Contagieuse, disant s'en aller aux Marchez des Barrieres de Claix, Vizille & Champ, tant seulement pour y acheter du Blé, Legumes & autres Grains, Vin, Beurre, Fromage, Noix, Noyaux. Huille, Bois, Fruits & autres Denrées necessaires à la vie pour aprovisonner la Ville, avec défenses de détourner & vendre ailleurs qu'en cette Ville les Denrées qu'   acheter   ausdits Marchez à peine d'amende & de confiscation, défenses aussi d'y acheter aucunes Marchandises à peine de la vie, & d'être lesdites Marchandises brûlées. Comme aussi de prêter le present Certificat à qui que se soit, sous les peines portées par les Reglemens & Ordonnances. Le present bon pour un mois à la charge de le faire viser & datter par l'Officier de Garde chaque fois qu'   ausdites Barrieres, autrement nul.

En foy de ce, Nous avons signé ces Presentes contresignées par le Secretaire de la Ville, & fait aposer le Sceau d'icelle. DONNE' à Grenoble dans l'Hôtel de Ville le mil sept cens vingt-deux

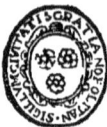

Fac-simile d'un certificat de santé de 1722.
(Collection de M. le Dr Flandrin.)

L'importance de ces certificats était grande quand on pense que les Grenoblois qui se rendaient au marché de La Mure, en 1581, furent assaillis à coups de pierres par les habitants de la Matheysine, tellement ceux-ci avait peur de voir apporter chez eux le terrible mal.

L'hygiène. — Les médecins de cette époque avaient parfaitement compris l'importance de l'hygiène et de la propreté. Autrefois les rues de Grenoble, comme celles de beaucoup de villes, étaient le dépotoir commun où tout le monde jetait les immondices. Il y avait du fumier devant les portes : les fosses d'aisances rarement vidées et mal fermées exhalaient des odeurs nauséabondes. Des volatiles, des porcs et autre bétail circulaient dans les rues en pleine liberté.

Un règlement municipal de 1720 informe « la population d'avoir à nettoyer les rues, à ne pas y faire d'ordure, de ne pas vider *les pots de chambre par les fenêtres de jour ni de nuit*, à peine de cinq livres d'amende » (1).

En 1521, on défend de laisser circuler les chèvres et les porcs dans les rues et on prescrit de tuer les chiens errants.

En 1575, on invite le bourreau à dépendre les corps de cinq criminels pendus par autorité de justice et à les ensevelir. Les cadavres des cinq suppliciés se balançaient dans les airs *depuis plusieurs semaines*,

(1) PRUDHOMME.

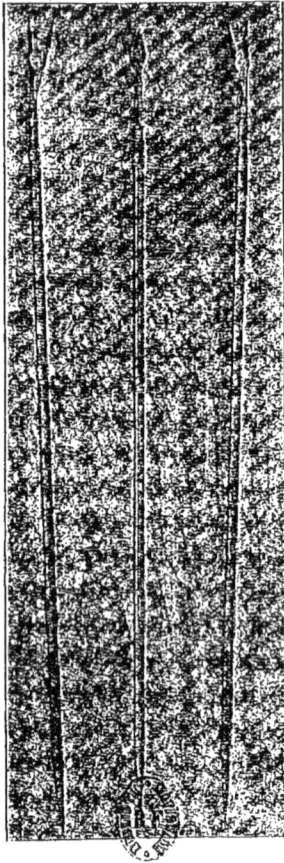

Pinces en cuivre servant à passer divers objets aux pestiférés.

aux portes de la ville (1) pour la plus grande joie des oiseaux de proie.

Dès qu'une épidémie éclatait, on prenait de nouveaux soins de propreté, principalement dans les quartiers resserrés et populeux. En 1551, « on fait déloger un grand nombre de garces malhonnêtes et débauchées qui sont établies près de la porte de la Perrière, à cause du danger que ces filles font courir à la ville » (2).

En 1580, dit M. Prudhomme, les habitants de la rue qui va du Palais à Porte-Traîne (c'est la grand'rue actuelle) se plaignent que M. de Gratet, trésorier de France, ait fait établir dans sa maison, d'après la méthode sommaire (3) que nous avons indiquée plus haut, des *privés* qui infectent toute la rue et menacent de corrompre les eaux du grand puits qui alimente tout ce quartier (4).

La désinfection. — Il semble que de tout temps, les populations aient connu les principes de l'antisepsie. Sans connaître l'agent véritable du mal le microbe, sans avoir pu expérimenter avec précision l'effet des antiseptiques, nos pères les avaient empiriquement devinés.

(1) Le lieu du supplice était un peu au delà de la porte Perrière.

(2) Extrait du livre de M. Bordier.

(3) Ces latrines étaient tout simplement une ouverture qui déversait les immondices soit dans une impasse, soit même dans une rue.

(4) Ceci nous donne une idée de la facilité avec laquelle devait se reproduire la fièvre typhoïde. Nous savons aujourd'hui quelles relations il y a entre les fosses d'aisances et les réservoirs d'eau potable quand ces deux champs de culture sont à proximité l'un de l'autre.

Dès qu'une épidémie de peste sévissait à Grenoble les autorités faisaient désinfecter les appartements et le mobilier. Désinfection n'était pas le terme usuel : on appelait cette opération la « parfumerie » et les gens employés à cette besogne « les parfumeurs ».

Voici comment on procédait pour désinfecter ou parfumer.

Les « parfumeurs » s'enfermaient dans la maison infectée, contaminée, bouchaient tous les orifices et faisaient brûler différents produits réputés désinfectants. Voici les drogues les plus employées :

Genièvre.	Myrrhe.
Tabac.	Sauge.
Foin arrosé de vinaigre.	Hysope.
Soufre.	Menthe.
Cyprès.	Marjolaine.
Citronnier.	Mélisse.
Absinthe.	Thym.
Encens.	Origan.
Romarin.	Camphre.
Lavande.	

On le voit, ces produits étaient réellement des antiseptiques. Le soufre et le vinaigre, l'un par l'acide sulfureux, l'autre par l'acide acétique agissent comme de bons désinfectants et sont employés de nos jours. Quant aux plantes et résines leurs essences sont bonnes également pour cet usage.

Le thym contient un corps chimique que nous employons couramment, c'est le thymol ou acide thymique dont le pouvoir antiseptique vient dans la première classe des agents bactéricides connus.

Les essences de lavande, de menthe, d'origan sont également des produits antiseptiques de haute valeur.

Parmi les moyens de désinfection recommandés par les praticiens de l'époque il existe une forme pharmaceutique très ingénieuse qu'on a reprise de nos jours sous le nom de clous fumants. Nous voulons parler des « oiseaux de Chypre, *aviculæ Cypriæ* » ainsi appelés parce que la fumée de cette composition voltige comme les petits oiseaux.

Voici la formule des « oiseaux de Chypre (1) ».

Labdanum pur. . . . . ⎫
Myrrhe . . . . ⎪
Encens . . . . ⎬ de chaque, 1 once.
Mastic . . . . ⎪
Storax . . . . ⎭

Racine de cypereus . . . . . ⎫
Roses rouges sèches . . . . . ⎬ de chaque, 3 onces.
Marjolaine sèche. . . . . . . ⎭

Cannelle . . . . ⎫
Girofle . . . . ⎬ de chaque, 3 dragmes.
Santal citrin. . . . . ⎭
Poudre de charbon de saule . . Q. S.

Voici comment s'exprime Davin, le docte médecin grenoblois :

« Aussitôt qu'on aura bien avéré que quelqu'un est atteint ou mort de peste, en une maison, on le doit sortir et porter hors la ville (mais faut que ce soit

(1) D'après l'ouvrage de Donis, 1721 (extrait de l'ouvrage de M. Bordier).

de nuit) à l'Isle, ou autre lieu destiné pour les pesti-
ferez, et là enterrer fort profondément le mort au
cimetière là ordonné, et conduire le malade en une
chambre là, pour y être secouru selon sa qualité, tant
d'aliments et antidotes que d'un bon et docte chirurgien. »

Quant à la maison : « Aussitôt qu'on aura sorti le
mort ou le malade et les meubles infects (hormis
ceux de bois et de cuisine), on fera exactement nettoyer la dite maison ou habitation. Quant aux meubles
de bois qu'on y aura laissés, on se conduira ainsi,
c'est qu'on débastira les licts, chalicts et couchettes,
après on démontera les tables et buffets ou dressoirs
et cabinets, mais non pas les bancs, les chaises, les
scabeaux ni placets ; on lavera avec :

Cendres de chêne
— de pin
— de genièvre
— de sarments

« Mêlez-y :

Une livre de chaux
Un quarteron de sel
Eau de rivière
Deux pots de vin blanc
Un pot de vinaigre

« Les couvertures et garnitures de licts, tapis,
tapisseries, chaires, formes et placets de tapisserie,

broderies de couleur, seront parfumées en bruslant
au-dessous d'elles sur de la braise :

> Graine de genièvre
> Mastic
> Encens
> Myrrhe
> Iris de Florence
> Storax
> Benjoin
> Tormentille
> Roses

« Le tout réduit en poudre grossière. »

Parfois pour les meubles on était plus radical : on
les brûlait purement et simplement. M. Prudhomme
raconte que le 15 janvier 1534, on entassa dans
« l'Ile » une quantité d'objets infectés et qu'on en fit
un immense feu de joie. On alla même jusqu'à brûler
les maisons contaminées.

Quant au linge ayant appartenu aux pestiférés, on
le désinfectait dans des cabanes spéciales situées au
bord de l'Isère. Le traitement désinfectant se compo-
sait de trois parties : 1° exposition aux vapeurs des
antiseptiques ; 2° lessivage ; 3° lavage.

Les agents préposés à la désinfection, les parfumeurs, subissaient une quarantaine et logeaient dans
une habitation isolée.

Lettres. — Les lettres étaient soumises à la désinfection. Voici un extrait du règlement du conseil de
santé de 1720 :

« Les lettres qui viendront de Provence ou autres lieux suspects seront parfumées par un apothicaire commis par le conseil et le directeur de la porte en prendra un certificat dont il tiendra registre à peine de 100 livres d'amende. »

Désinfection par la chaleur. — Ce mode de désinfection, reconnu de nos jours pour être un des meilleurs, n'était pas laissé de côté par nos pères. Voici ce que nous lisons dans les comptes de la santé (1) de 1629, 1630 à propos de la désinfection de la monnaie.

« Obligation de 392 l. 4 sols souscrite par le 2ᵉ et 4ᵉ consul de Grenoble, le 1ᵉʳ et le 3ᵉ étant absents comme suspects de contagion, en faveur de la veuve de Philibert Lodet, marchand, ladicte somme versée *en pistoles d'Espagne, écus, sols, sequins et pistoles d'Italie* « après avoir été bouillis et parfumés » la dicte veuve étant atteinte de la peste. »

La même année nous trouvons dans les comptes consulaires la mention suivante :

« Dépenses faites par Pierre Brons, commis à la chaudière de l'Isle... cette chaudière servant à lessiver le linge et les vêtements et objets de literie des pestiférés. »

Le conseil de santé. — Une des meilleurs institutions de nos ancêtres pour combattre la contagion, c'est le conseil de santé.

_____

(1) Archives départementales.

C'était un corps spécial et supérieur investi de l'autorité nécessaire pour pouvoir enrayer le fléau terrible. Le premier conseil de santé date de 1577. Sa composition était la suivante : deux conseillers à la Cour, un maître des comptes, deux consuls, un avocat, un procureur et six bourgeois.

Le conseil, dit Guillaume de Lérisse (1), « doit créer un capitaine de santé qui aye telle autorité que tout ce qu'il commandera au fait de sa charge soit incontinent exécuté ».

Le capitaine de santé était donc l'exécuteur des arrêts rendus par le conseil. Il avait sous ses ordres des lieutenants et des soldats. Il dirigeait les commissaires chargés de surveiller un quartier ou une rue. On institua même des dizeniers, qui devaient chacun surveiller dix maisons, faisant sortir à la fenêtre ou à la rue les habitants chaque matin.

C'était donc toute une hiérarchie, toute une organisation qui avaient la garde de la santé des Grenoblois en temps de peste.

Le premier des capitaines de santé fut le médecin Pierre Aréoud, dit maître Pierre, docteur en médecine, littérateur, homme sympathique et populaire.

Plus tard, nous trouvons élevé à cette dignité un homme qui n'est ni médecin, ni chirurgien, ni apothicaire, c'est Guillaume de Lérisse, qui nous a laissé l'intéressant petit ouvrage dont nous avons déjà parlé.

(1) Guillaume DE LÉRISSE, capitaine de santé : *Petit traité de la peste et des moyens de se préserver d'icelle*, 1597 (Bibliothèque de Grenoble).

Le capitaine de santé avait de vastes attributions (1). Il commandait tous les agents du service, organisait et surveillait la garde des portes de la ville, donnait les ordres nécessaires à la propreté des rues, signait les certificats de santé, déterminait la durée des quarantaines.

Les autopsies. Notre étude, au point de vue médical, serait incomplète si nous ne parlions pas des autopsies.

A Grenoble, dès le début des épidémies de peste, on comprit l'importance que pouvaient avoir les autopsies en matière d'hygiène et de prophylaxie.

En 1617, nous voyons Théophile, Raphaël et Guillaume Cuvellier, médecins, assistés de Grégoire Dutruc et de C. Mayance, chirurgiens, toucher 21 livres pour être allés à la Grande-Tronche faire l'autopsie d'un hôtelier que l'on disait être mort de la peste (2).

Plus tard, Guillaume de Lérisse nous donnera quelques indications sur ces autopsies :

« Il y a toujours des lividités (3) aux reins ; mais si en d'autres parties du corps il y avait telle rougeur ou lividité comme sur les bras, épaules, aux cuisses et jambes, sur la poitrine ou au visage, cela serait le signe infaillible du venin... A faute de ces rougeurs

(1) Les appointements du capitaine de santé étaient assez élevés et variaient de 20 à 40 écus par mois.

(2) BORDIER (Archives municipales, C. C. 743).

(3) Ces lividités que l'on observe sur tout cadavre et que nous apprend à connaître la médecine légale, avaient déjà été remarquées par les anciens et distinguées des éruptions survenues pendant la vie.

et lividités, il faut considérer s'il y aurait aucune autre marque de venin aux corps morts, comme de tac, charbons et autres érosions qui sont quelquefois bien petites et mal aisées à connaître si l'on n'y regarde de près. Il faut aussi bien voir aux émonctoires qui sont aux aines, sous les aisselles, derrière les oreilles et sous le menton s'il y aurait d'autres bosses ou tumeurs apparentes. »

Ainsi s'exprime Guillaume de Lérisse, capitaine de santé, qui était chargé de la surveillance des autopsies. Quoique « ni médecin, ni chirurgien, ni apothicaire », ainsi qu'il le dit lui-même, il a une grande compétence, ayant vu de nombreux cas de peste.

Laurent Joubert prétend qu'après la mort « les tumeurs, bubons et morbilles apparaissent mieux encore que pendant la vie ». Le fait aurait été observé pendant une épidémie à Lyon.

Mais, on le voit, l'opération dite autopsie consistait surtout dans l'examen extérieur du cadavre. Il faut dire aussi que ce simple examen devait être suffisant dans la grande majorité des cas pour être certain que l'on avait affaire à un pestiféré.

Le secret professionnel. — La question du secret professionnel, si discutée de nos jours, semble avoir été tranchée nettement au sujet de la peste. La terreur était tellement grande qu'on rendait les gens responsables les uns des autres.

Les voisins des malades, les médecins, les chirurgiens, les apothicaires avaient l'ordre de déclarer les cas suspects.

Délibération du conseil de santé du 21 septembre 1597 : Ceux qui cacheront leur mal seront passibles de 20 écus d'amende et s'ils échappent à la mort *seront bannis de la ville pour trois ans.* Délibération du 14 mai 1598 : M. de Veynes, avocat, membre du conseil de santé, est condamné à 25 écus d'amende pour avoir caché la maladie de sa mère qui meurt de la peste (1).

Déjà en 1525 on faisait prêter à tous les médecins le serment de révéler aux consuls les noms de toutes les personnes qui seraient atteintes.

Plus tard, en 1720, les idées sur ce point n'avaient pas changé. Voici ce qu'en dit le père Léon, auteur d'un traité des parfums et remèdes contre la peste :

« Il faut diviser la Ville par quartiers, selon la grandeur et que le capitaine de quartier frappe tous les matins à chaque porte de maison de son quartier pour voir s'il y a aucun malade ou mort, lequel aussitôt sera visité, y appelant en cas de difficulté, le chirurgien de l'infirmerie : *Il sera fait défenses de receller et cacher aucuns malades, à peine de la vie,* et chaque capitaine fera un état de ceux qui sont dans chaque maison (2). »

(1) Prudhomme.

(2) *Parfums et remèdes contre la peste dont s'est servi, avec tout le succès possible, le père Léon Augustin, Dèchaussé de France, lequel a été emploié par le roi pour guérir les personnes attaquées de la contagion qui régnait en plusieurs endroits du Roïaume en 1656, 1667, 1668 et 1669, avec la manière de parfumer les maisons pour les préserver de l'air infecté.* A Paris, chez Louis-Denis Delatour et Pierre Simon, imprimeurs du Parlement, rue de la Harpe, aux trois Rois MDCCXX, (*Collection de M. le Dr Flandrin*).

C'était sévère, mais sage. De nos jours, alors que la peste a disparu, ne sommes-nous pas tenus de déclarer les cas de maladies contagieuses dont les noms sont portés sur la liste spéciale officielle ?

Précautions des médecins. — On conçoit fort bien que les médecins, chirurgiens et autres qui étaient chargés de donner des soins aux pestiférés prenaient pour eux-mêmes les précautions qu'ils recommandaient aux autres. Ils évitaient le plus possible le contact des malades, faisaient allumer de grands feux pendant leurs consultations, pour isoler et assainir les émanations venues de leurs clients. Dans leur bouche ils tenaient en permanence des masticatoires aromatiques et antiseptiques. Ils se lavaient souvent les mains avec du vinaigre.

Nous extrayons de *Janus* (1) deux gravures représentant le chirurgien revêtu du fameux costume protecteur :

« Masque en peau engainant la tête et le cou et simulant une tête d'oiseau : œil rond, bec allongé ; ce masque, coiffé d'un chapeau d'ecclésiastique (2) et se continuant au niveau des épaules avec une robe d'enfant qui tombe droite aux talons ; les mains perdues sous des gants énormes ; une baguette à la main gauche, c'est dans cet accoutrement que nos pères allaient visiter les pestiférés. »

(1) *Janus*, revue internationale pour l'histoire de la médecine et la géographie médicale, Amsterdam. École de médecine de Grenoble, 1896.

(2) Nous pouvons nous demander la raison de ce chapeau d'ecclésiastique. Était-ce pour donner au chirurgien une autorité sacrée ? ou bien le costume était-il destiné au prêtre-aumônier ?

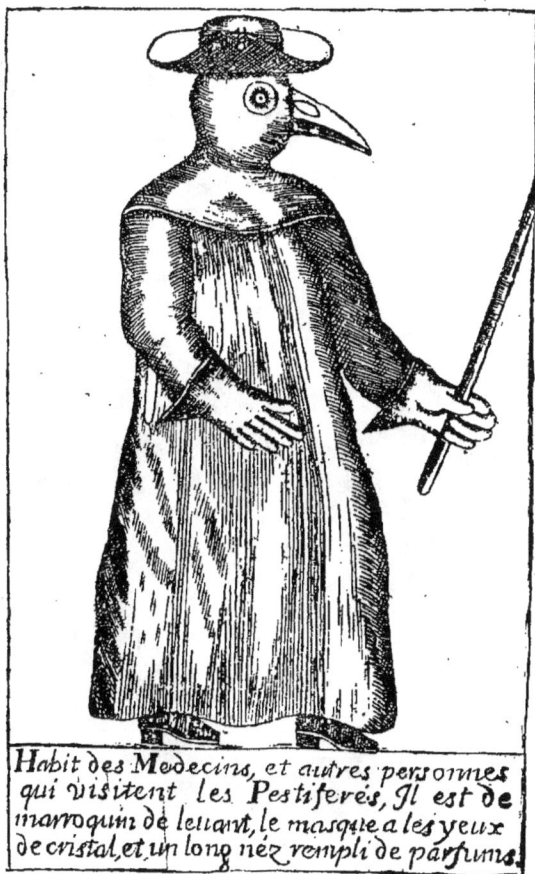

Habit des Medecins, et autres personnes qui visitent les Pestiferés, Il est de marroquin de leuant, le masque a les yeux de cristal, et un long néz rempli de parfums.

Cette gravure avait déjà paru dans le *Traité de Peste* de MANGET, Genève, 1721.

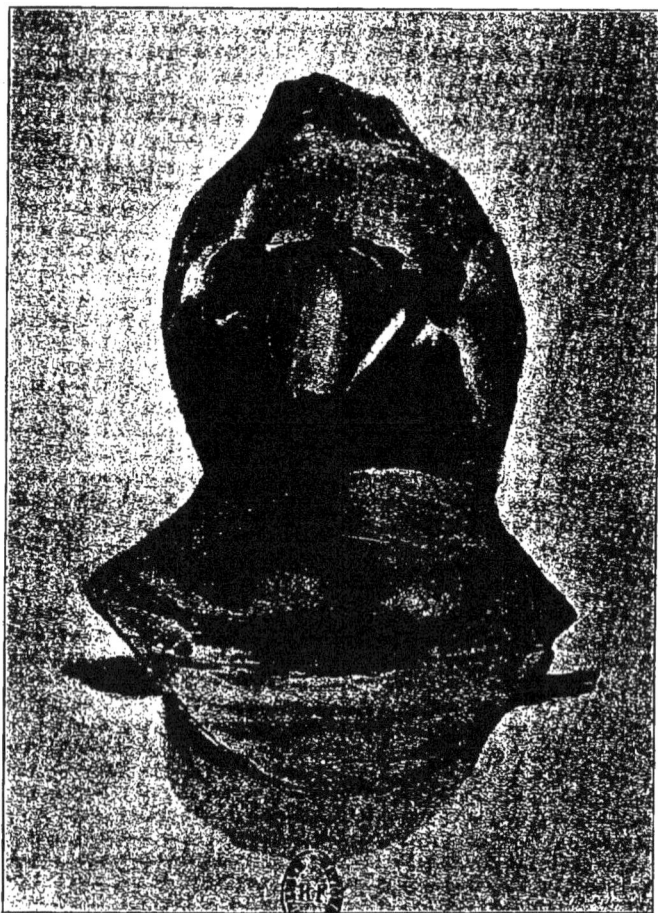

Masque porté par les médecins visitant les pestiférés vers l'an 1630.

La revue internationale *Janus* reproduit un amu-
sant dialogue qui aurait eu lieu entre le Dr Charles
de l'Orme, médecin du roi Louis XIII, et l'abbé de
Saint-Martin, son biographe. Le prince de l'art
médical s'exprimait ainsi :

« Pendant la peste de 1619, je prescrivais à ceux
qui visitaient les malades de s'habiller de camelot, de
serge d'Arras, de taffetas ou, s'ils avaient assez de
bien, de maroquin ou de treillis d'Allemagne. Joi-
gnant l'exemple au conseil, je me fis faire un habit
de maroquin, que je ne quittai plus 'et je pris l'habi-
tude de ne jamais sortir sans avoir *dans la bouche de
l'ail, dans le nez de la rhue, dans les oreilles de
l'encens, sur les yeux des besicles.* Plus tard, je fis
faire un masque du même maroquin que l'habit, où
j'avais fait attacher un nez long d'un demi-pied, afin
de détourner la malignité de l'air (1). »

A Grenoble, nous n'avons pas connaissance que
les médecins et chirurgiens aient adopté d'aussi
bizarres accoutrements. Néanmoins nous lisons dans
les archives municipales qu'en 1628, un chirurgien
nommé Rochefort est désigné pour aller soigner les
pestiférés dans l'hôpital de l'Isle et qu'on achète
pour lui *un costume de couleur amaranthe* (2). Mais
nous pensons que cet habillement n'avait pas un but
préservateur pour la personne qui le portait et qu'il
était plutôt destiné à donner au chirurgien une dis-
tinction et une sorte d'autorité nécessaires dans l'Isle
des Infez.

(1) *Janus.*
(2) Bordier (Archives municipales, CC, 771).

Quant à la baguette portée par les personnages de
nos deux gravures, elle était employée par les
chirurgiens grenoblois qui étaient affectés au service
des pestiférés ou des suspects. En 1565, l'épidémie
ayant éclaté rue Beullerie (1), le chirurgien Lyonnet
est appelé et il est convenu que lorsqu'il aurait visité
quelque suspect « les consuls devraient lui bailler un
serviteur de ville qui, avec une baguette blanche,
irait quérir dans sa maison ledit Lyonnet et le condui-
rait où besoin serait et le ramènerait dans sa dite
maison ».

Le rôle de la baguette blanche était donc bien
plutôt celui d'un signe avertisseur pour les passants
que celui d'un instrument de diagnostic ; il avait à
peu près le même but que le bâton blanc de nos
agents de ville.

Pourtant, cette désinfection, cet accoutrement spécial des médecins ou chirurgiens de l'Ile ne semblent pas avoir toujours existé. Nous trouvons dans
les comptes de la santé de 1629-1630 cette mention :

« Pour faire un habit à Garnier, chirurgien : 7 aulnes
et demi treillis noir à trois fers à 24 sols l'aulne ;
2 aulnes boucgasin gris à 20 sols l'aulne ; une
demi-aulne canevas rousset ; trois douzaines de
boutons et 4 onces fillet. »

Il résulte de ce décompte que le costume du chirurgien présentait un ensemble de noir, de gris et de
roux et n'avait rien d'éclatant.

(1) Rue du Bœuf.

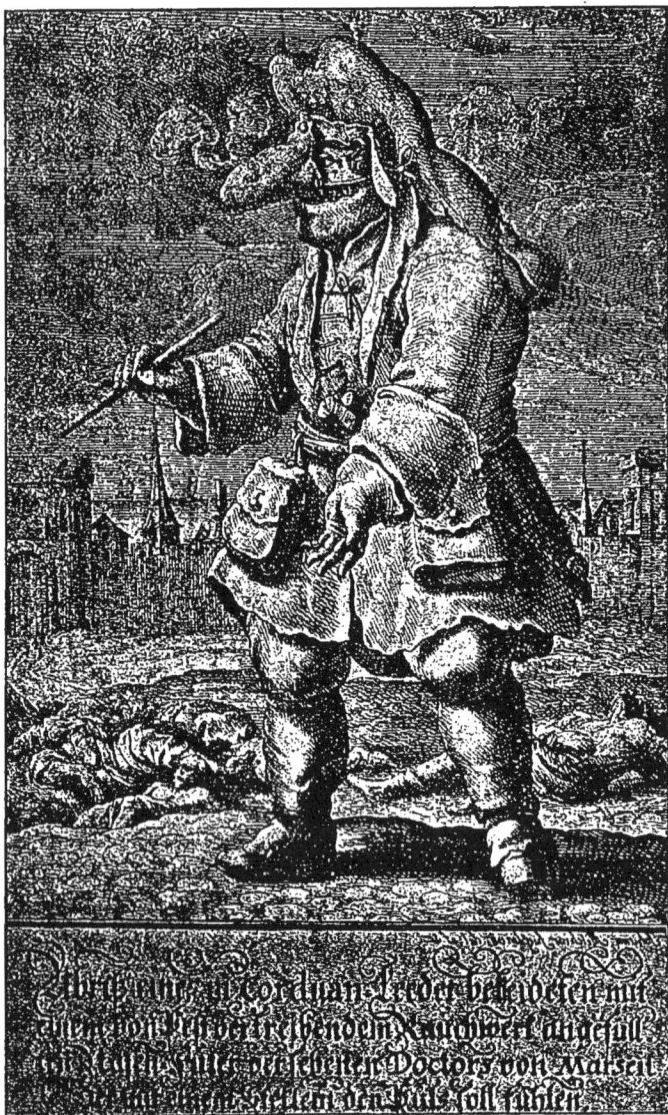

Image de l'habit en cuir de Cordoue d'un médecin de Marseille, pendant la peste, portant dans l'enveloppe du nez des fumigations et ténant la baguette avec laquelle il doit tâter le pouls. (Par Jean Melchior Fuelssimus, artiste) (1).

(1) B. REBER : Dans *Janus*.

Traitement médical des anciens.

3° TRAITEMENT MÉDICAL

Les anciens étaient partisans de la doctrine humorale. La peste était un poison qu'il fallait combattre et évacuer du corps par tous les moyens.

Parmi ces moyens, les plus usités étaient les sudorifiques, les purgatifs, les révulsifs destinés à éliminer le venin ; ensuite venaient les antiseptiques internes et enfin les préservatifs dont la liste est fort longue et fort variée.

Davin conseillait :

« Quand quelqu'un a soupçon et crainte et sent quelque signe d'avoir la peste, il le connaîtra par la pesanteur et lassitude de tout le corps avec soudaine perte d'appétit qui sont les signes avant-coureurs du mal. »

Voici son ordonnance :

Deux drachmes (1) de bonne thériaque (2) détrempée dans six onces (3) d'eau de scabieuse.

(1) La drachme valait environ 4 grammes.

(2) Thériaque, médicament encore inscrit au Codex, contenant notamment : gingembre, iris, valériane, rhapontic aloès, gentiane, cannelle, marrube, centaurée, safran, poivre, persil, anis, agaric, opium, réglisse, myrrhe, galbanum, benjoin, castoreum, etc., etc., en tout 54 produits.

(3) Six onces : environ 200 grammes.

Clystère avec cassia, sucre, miel rosat, oseille, laitue (Première sueur).

Seconde sueur (Thériaque, hyacinthe, etc.)

Troisième sueur (Bouillon...)

Quatrième sueur (Angelica, zédoaire)

Cinquième sueur (Thériaque, camphre).

Sixième sueur (Confection d'hyacinthe...)

Septième sueur (Dictame de Crête...)

Huitième sueur (Ambre gris...)

Ce traitement du début de la maladie était donc surtout sudorifique, très logique en somme et fort en rapport avec « ce que nous savons aujourd'hui des toxines microbiennes », dit M. Bordier.

Guillaume de Lérisse, suivant les mêmes idées, prescrit une drachme de poudre cordiale toutes les six heures, avec eau de chardon bénit, de nénuphar, de plantain, bouillon clair. « Si le malade ne peut suer, lui aider avec des pierres chaudes enveloppées dans des linges. »

Les révulsifs et vésicants employés couramment semblent avoir joué un rôle important dans la thérapeutique de la peste. Guillaume de Lérisse dit : « Vous mettez sous la cuisse droite, quatre doigts sous les glandes, un emplâtre vésicatoire qui sera fait avec une douzaine de mouches cantharides pulvérisées puis incorporées avec la grosseur d'une noix de levain bien aigre (1). »

Ces vésicatoires devaient être appliqués dans le voisinage de l'endroit où se manifestaient les bubons

(1) C'est une formule analogue à celle de notre onguent vésicatoire actuel.

et les charbons. Si les bubons naissaient à l'aine,
on mettait le vésicant sur la cuisse ; s'ils apparais-
saient sous l'aisselle, on agissait de même sur les
muscles du bras ; enfin s'ils se montraient au cou, on
étendait l'emplâtre révulsif entre les épaules.

Les ventouses étaient aussi conseillées mais plus
rarement.

La médication interne était surtout composée
d'antidotes, c'est-à-dire de médicaments ayant pour
but d'agir contre le venin.

Davin prônait pour son *merveilleux* antidote dont
voici la composition :

> Angélique
> Gentiane
> Aristoloche
> Racine de tormentille
> Cinnamome
> Écorces de citron
> Semences d'oseille
> Coriandre
> Chardon bénit
> Corne de cerf
> Camphre
> Conserve de rose

« Prendre le matin avec une cuillerée de bon vin
la grosseur d'une châtaigne. »

Plus tard, en 1721, Donis, doyen du collège des
médecins de Grenoble, conseillera un antidote analogue :

Eau-de-vie raffinée	2 pots
Sucre pilé	2 livres
Cannelle pilée	3 onces
Camphre	20 grains
Bol d'Arménie	3 onces

2 cuillerées troubles par jour.

C'était, on en conviendra, des produits anti-septiques, tels que camphre, citron, cannelle, corian-dre, angélique, et fort capables de faire du bien.

Les masticatoires étaient fort conseillés et employés par les médecins. Donis affectionne l'ail, la rocambole, les échalottes et les câpres « le sous-signé, dit-il, s'étant défendu pendant seize ans de service dans l'hôpital de l'armée de Sa Majesté, en cette ville, des infections et des maladies de toutes espèces, en examinant les malades, tenant dans sa bouche et mâchant de la roquambole ». Cette cita-tion suggère à M. le Dr Bordier la spirituelle réflexion suivante :

« Cela nous prouve que M. le doyen des médecins avait un bon estomac, mais le « parfum » qu'il déga-geait en interrogeant ses malades ne devait pas leur être toujours très agréable, surtout lorsqu'il y ajou-tait le tabac « en fumée », l'*assa fœtida*, odeurs qui devaient être assez mal masquées par la rue, la ta-naisie, l'armoise, la muscade, la cannelle, la girofle, la vanille, la marjolaine, la sauge, le thym, le musc et la civette. »

Il est curieux de noter que l'ail qui passait aux yeux du Dr Donis comme un excellent préservatif de la peste, était regardé à Toulouse comme une cause de cette maladie. Vérité en deçà, erreur au delà :

« Saulce d'ail et autre puante et infect, qui est cause d'engendrer peste et autres maladies. »

Arrêt du Parlement de Toulouse, 22 août 1519.
(Communiqué par le Dr Cuguillère.)

Mais à côté de cette thérapeutique logique, il y a la classe des remèdes fantaisistes et des préservatifs. Nous en citons quelques-uns par curiosité :

« Les amulettes pendues au col avec un ruban ne sont pas à mépriser... L'urine de bouc à flairer n'est pas mauvaise.

« Donis. »

« Et aussi est bon de prendre un pigeon et tout vif le fendre en deux et soudainement l'appliquer sur la bosse ou charbon et le laisser jusqu'à ce qu'il soit puant et noir, et puis, le rechanger et renouveler d'autre.

« Aucuns pour ce même faict ont appliqué sur la bosse et charbon ainsi ou non incisé le cul plumé d'un jeune coq vif qui n'aict monté sur poule, luy frottant ledit cul de fiel broyé et lui entrefermant le bec afin qu'il soit contrainct d'attirer l'humeur par ledit cul avec l'air.

« César d'Angeville. »

« Le grenat est d'une vertu admirable, résistant à l'infection de l'air, spécial au cœur, l'émeraude l'est au cerveau, le saphir du foie et le corail de l'estomac... Ces pierres se portent enchâssées, pendantes au col jusqu'à la région du cœur ; on les tient dans la bouche pour les sucer ou encore on les mêle dans les viandes.

« Joubert. »

4° Traitement chirurgical

Il nous reste à parler du traitement chirurgical. Il semble que ce traitement ait dominé tous les autres par son importance pendant les différentes épidémies. Dans l'île des Infez, c'était toujours un chirurgien ou un barbier qui soignait les pestiférés.

Le chirurgien ouvrait les bubons de façon à en évacuer le pus et à faciliter la sortie du venin :

« On doit ouvrir le bubon avant qu'il soit complètement mûr pour donner au plus tôt issue au venin et empêcher qu'il ne retourne en dedans, et depuis le chirurgien continuera la curation par suppuratif, mundicatif, incarnatif, selon les prescriptions de l'art et tiendra longtemps ouvert le dit ulcère afin que dans le corps ne reste aucun virus ni impression d'iceluy. Or, le dit bubon, peste ou bosse (car on l'appelle ainsi sous divers noms) n'a aucune vésicule ni diversité de couleur comme a le charbon. A noter que l'ouverture du bubon doit être en longitude des muscles, contregardant soigneusement les veines, les nerfs ou les glandes. »

C'est Davin qui parle ainsi, donnant dès 1629 des règles de médecine opératoire.

Ailleurs, le maître grenoblois dit qu'il faut faire dans les bubons « une ouverture en figure de croix pour qu'elle n'empêche pas la matière de fluer ». Il préférait le cautère qui est « meilleure et plus seure qu'avec lancette et rasoir ».

Quant à la saignée, si employée autrefois dans toutes sortes de maladies, il semble qu'elle n'ait donné aucun résultat dans la peste et qu'elle fut abandonnée.

« Les remèdes qui pourront attirer et résoudre seront les ventouses seiches, le diachylon cum gummis, le stercus columbinum, avec l'emplâtre de sulphure ; quelques-uns appliquent le cul d'un coq ou d'une poule vivante, parce qu'il succe avec chaleur douce...

« Il y a d'autres remèdes qui attirent sensiblement, comme ventouses decouppées, sangsues, vésicatoires, cautères...

« Sans attendre une parfaite suppuration il faudra ouvrir, ou avec le cautère potentiel fait *cum calce et sapone* (1), ou avec la lancette et après l'ouverture, déterger bien l'ulcère, avec l'onguent fait *cum mel terebenthina et pulvere scordii :* et s'il y a de la chair pourrie, on la pourra consumer avec de l'alun bruslé (2), ou l'Égyptiac. Enfin, après la détersion, l'on ira aux sarcotiques ou incarnatifs et ensuitte aux cicatrizans comme est l'onguentum camphoratum.

« Aucuns approuvent les saignées dérivatives pour décharger les parties qui souffrent les tumeurs : comme celle du bras, lorsque le bubon paraît aux aisselles ; de la céphalique, lorsqu'il se voit aux

(1) Le cautère potentiel : à base de chaux, comme la poudre de Vienne.

(2) Alun brûlé. C'est l'alun calciné de nos officines.

oreilles et du pied quand il paraît aux aisnes ; mais je ne m'en suis pas toujours bien trouvé, bien que parfois elles ayent réussi (1). »

Pour les charbons, il faudra ouvrir les vescies avec la lancette ; que, si cela ne suffit, il faudra appliquer un caustique ou un vésicatoire (2)...

(1) François RANCHIN, 1721. (*Collection de M. le Dr Flandrin*).
(2) Francois RANCHIN.

CONCLUSIONS

Dans cette étude sommaire, nous nous sommes attaché surtout à mettre en évidence les faits qui peuvent par leur caractère servir a établir un parallèle entre les épidémies de peste des âges précédents et celles de notre époque. Nous savons que l'horrible mal n'a pas disparu, que dans ces dix dernières années il a été signalé en Chine, dans les Indes, en Arabie, en Égypte, à Madagascar, à Londres même où deux cas furent signalés en septembre 1896.

Si nos pères étaient moins bien renseignés que nous sur l'étiologie de la maladie, s'ils ignoraient l'existence du microbe, nous devons reconnaître qu'ils ont parfaitement compris la « contagion » et ses multiples causes ou formes. Nous avons cité des exemples suffisamment nombreux et plausibles pour que cela soit hors de doute.

Nous pouvons donc bien leur pardonner d'avoir cru au pouvoir des influences astrales, aux sortilèges

jetés par les juifs, à l'action néfaste des « engraisseurs ». Dans notre vingtième siècle, en province et
même en plein Paris, combien croient à la carto-
mancie, à la chiromancie, à l'avenir donné par l'expli-
cation des songes, et qui, dédaignant la science telle
qu'elle est, solide, indéniable, démontrée, vont con-
sulter avec foi une somnambule ou une tireuse de
cartes.

En matière clinique, nous sommes obligés de
reconnaître que nos devanciers avaient acquis une
grande habileté. Les symptômes de la peste sont
décrits avec exactitude et avec un grand luxe de
détails. Tout au plus, peut-on parfois reprocher aux
auteurs anciens un certain manque d'ordre et de net-
teté. Leurs écrits se ressentent souvent de cette
diffusion et de ce défaut de classification, qualité qui
fait la grande supériorité des traités de nos jours. Il
faut dire aussi que le médecin d'autrefois était généralement un savant dans la large acception du mot.
C'était un latiniste, un chimiste, un physicien, un
naturaliste, en un mot, un encyclopédiste. Tel était
Pierre Aréoud au xvie siècle qui s'improvisait auteur
dramatique, metteur en scène, médecin, organisateur
de l'ordre public., etc. (1).

Toutefois avec Davin, Donis, il y eut de notables
progrès. La maladie a été nettement exposée et
déterminée par ces auteurs.

(1) Pierre Aréoud écrivit en 1525 un petit traité sur la *Fontaine
ardente* (Bibliothèque de Grenoble, X-4524). La Fontaine ardente, une
des anciennes merveilles du Dauphiné, est une émanation naturelle
d'hydrogène sulfuré, située près de Vif, Isère.

Aussi le diagnostic de la peste est-il indubitable et il convient de rejeter les allégations qui tendraient à dire que le mot peste s'appliquait à un ensemble de maladies épidémiques mal définies ; telles la fièvre typhoïde, la grippe, les fièvres paludéennes, etc. Tout au plus peut-on insinuer qu'il y a eu quelque-fois des confusions dans la période qui a précédé le xvᵉ siècle.

A Grenoble il est hors de doute qu'on a bien eu affaire à la peste bubonique, accompagnée de son cortège de symptômes pathognomoniques : les bubons, les charbons, les taches caractéristiques, la rapidité de l'évolution et la gravité exceptionnelle de la maladie.

Nos pères, voyant dans l'apparition du terrible fléau une manifestation de la colère divine, imaginèrent toutes sortes de pénitences pour l'arrêter. C'était le traitement mystique et la secte des flagellants, con-damnée par l'Église à cause de ses impudiques débordements, a été assez ridiculisée par les rail-leries dont fut l'objet la cour de Henri III. La prophy-laxie valait mieux.

De nos jours le traitement prophylactique est le premier dans l'ordre des mesures à prendre en temps de peste.

Nos prédécesseurs l'appliquèrent avec une sévérité que nous accepterions difficilement ; il y entrait même de la sauvagerie et de l'inhumanité.

Malgré l'énergie de ces moyens, la peste revenait sans cesse. Un point surtout était difficile à obtenir des populations : c'était la propreté des maisons et

des rues. Dès les temps reculés, les pouvoirs munici-
paux de Grenoble avaient compris que la peste était
liée à la malpropreté.

Mais pour vaincre la résistance d'un peuple, pour
lui ôter d'un seul coup ses habitudes enracinées, il
n'y faut guère songer. Ce n'est que peu à peu, avec
les progrès de la civilisation que nous sommes arrivés
à une hygiène bien comprise.

Nous avons montré comment la désinfection, dite
parfumerie, était comprise par nos pères ; comment
ils pensaient détruire ce germe invisible, cet ennemi
insaisissable qu'ils avaient soupçonné *avant Pasteur
et son école.* Si les méthodes employées pour la
désinfection étaient moins savantes qu'aujourd'hui,
elles donnèrent néanmoins d'excellents résultats
dans un grand nombre de cas.

Le traitement médical était entendu à peu près
comme de nos jours, si l'on fait abstraction de la
multitude des remèdes empiriques et anodins dont
abonde la polypharmacie du temps. Le but était toujours d'évacuer. Nous appelons « toxines » les produits virulents des bacilles; nos devanciers appelaient
« venin » le poison sécrété par la maladie. Nous disons que nos organes sont envahis et altérés par ces
mêmes toxines qui causent les symptômes morbides;
les anciens disaient que le venin, repoussé des organes
par une sorte de lutte et de résistance naturelles, se
rendait surtout aux « émonctoires ». Nous conseil-
lons les diurétiques, les sudorifiques, les purgatifs
pour éliminer ces poisons; nos pères faisaient suer
surabondamment leurs malades, les saignaient, les

purgeaient et leur administraient force clystères pour évacuer les humeurs.

On peut leur reprocher une médecine par trop fantaisiste et quelque peu charlatanesque. Leurs préparations pharmaceutiques (thériaque, électuaires, confections, mithridate, emplâtres, antidotes, etc.) semblaient avoir une vertu par leur complexité même. Mais ce qui constituait le fond du traitement était logique et rationnel.

Que dire maintenant des multiples préservatifs sans signification, sans effet, qui constituaient une partie importante de l'art de guérir de l'époque? Assurément, c'était critiquable et plusieurs médecins l'ont reconnu, Davin entre autres. Mais ne médisons pas trop de nos pères s'ils employaient avec conviction « le bézoard, l'huile de scorpions, le foie de crapaud, l'arsenic « pendu au col », les pierres précieuses.

Des croyances identiques subsistent encore de nos jours dans ce même Grenoble. Nous avons vu employer plusieurs fois pour guérir les « coups de froid » ou les « chaud et froid » le remède du pigeon appliqué écorché vif sur la poitrine; la poudre de vipère, qu'on trouve dans la plupart des pharmacies, est souveraine dans la rougeole et pour tous les malades qu'on veut faire transpirer; dans les douleurs rebelles, qu'il s'agisse de névralgies ou de rhumatisme, rien ne vaut la peau de serpent ou la graisse de marmotte. Nous en passons et des meilleures.

« L'usage des amulettes, aussi vieux que le monde, existe encore dans la France entière. On en écrirait un volume : l'émeraude portée au doigt ou suspendue au cou préserve de l'épilepsie ; la matière fécale de l'éléphant, mélangée au miel et introduite dans le vagin d'une femme empêche celle-ci de concevoir ; le cœur d'un crapaud mis sous la mamelle d'une femme fait revenir le lait perdu ; un crapaud desséché placé sous l'aisselle arrête les saignements de nez ; une dent de chien enragé portée attachée dans un morceau de cuir préserve de la rage ; l'excrément de loup porté dans la poche préserve des coliques. Un collier de liège autour du cou des chiens ou des chats leur fait passer le lait ; un sachet de safran suspendu sur l'estomac préserve du mal de mer ; dans le Finistère, lorsqu'on va faire baptiser un nouveau-né, on lui met un morceau de pain noir pour éloigner de lui les maladies ; l'enfant né coiffé auquel il ne faut pas enlever la fameuse coiffe, qui n'est autre que l'amnios ; les dents de loup ou de renard avec lesquelles on fait encore des colliers pour aider à la pousse des dents des jeunes enfants ; cinq marrons d'Inde portés dans la poche guérissent les hémorroïdes les plus opiniâtres (1). »

Le traitement chirurgical de la peste avait sa raison d'être. L'ouverture des bubons, quand ils atteignaient un certain développement, devait certainement être salutaire. Quant à la saignée dont ont tant abusé nos devanciers, ils avouaient eux-mêmes qu'elle ne donnait pas de résultats satisfaisants.

Il nous reste à nous demander quelle serait notre conduite si la peste revenait parmi nous. Au fond

(1) Dr Paul LABARTHE : *Dictionnaire de médecine.*

nous ne changerions rien ou presque rien ; nous
améliorerions seulement. Nous profiterions d'un état
social bien supérieur à celui des anciens temps. Les
guerres sont devenues plus rares ; la misère est
moins grande ; la disette a disparu. La propreté de
nos rues de Grenoble justement célèbre a remplacé
les cloaques infects du moyen âge ; l'eau potable est
d'une pureté parfaite, à tel point qu'on a pu la dire
« presque aseptique » ; la prophylaxie et la désinfection ont fait de notables progrès et sont mieux
comprises ; un service d'hygiène, composé en grande
partie de médecins, fonctionne régulièrement. Tout
nous fait présumer que nous ne reverrons pas d'épidémies aussi meurtrières que celles qui ont éprouvé
nos ancêtres et contre lesquelles ils ont vaillamment
lutté.

Lorsque notre pensée se reporte vers ces âges
lointains, quelque peu enveloppés de mystère, d'où
les événements historiques, perçant les voiles de
l'oubli, nous sont parvenus seuls, laissant dans
l'ombre les faits de moindre importance, quand, à
chaque pas, nous rencontrons les souvenirs des temps
passés : sol que foulèrent avant nous les habitants du
vieux « Cularo » ; murailles d'un autre âge, témoins
muets des maux de l'époque ; Ile Verte, aujourd'hui
lieu d'agrément, autrefois le plus triste refuge que
Grenoble ait possédé, alors il nous vient à l'esprit un
sentiment de satisfaction de notre curiosité scientifique, et dans l'évocation muette des siècles passés,
notre désir de savoir est en partie assouvi. La vie de
nos ancêtres, avec leurs misères et leurs joies, est un

fécond enseignement et nous trouvons un intérêt supérieur à connaître la réussite ou les insuccès de nos devanciers dans cette lutte perpétuelle qu'est la vie de l'homme contre ses plus implacables ennemies : la maladie et la mort.

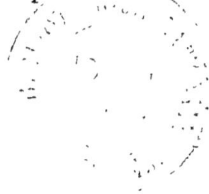

BIBLIOGRAPHIE

BORDIER. — La médecine à Grenoble, 1896.

FRUDHOMME. — L'assistance publique à Grenoble avant la Révolution, 1898, Archives municipales de Grenoble, BB.

PILOT. — Recherches sur les Universités du Dauphiné, *Société de Statistique*, 1855.

Nicolas CHORIER. — Histoire du Dauphiné.

PILOT DE THOREY. — Le Dauphiné.

Guillaume DE LÉRISSE, capitaine de santé. — Petit traité de la peste et des moyens de se préserver d'icelle, 1597, Bibliothèque de Grenoble.

Laurent JOUBERT. — Conseiller et médecin ordinaire du roi et du roi de Navarre. Traité de la peste traduit fidèlement en français par Guillaume des Innocents, 1581, Bibliothèque de Grenoble. Q-3825.

Antoine DAVIN. — Traité de la Peste, 1629. Bibliothèque de Grenoble.

César D'ANGERVILLE. — Traité de la Peste, 1587. Collection de M. le Docteur Flandrin.

Jérôme MONTEUX, médecin de l'abbaye de Saint Antoine.

DIEMERBROCH, médecin de Nuneyne.   In de Pestis noviomagensis principio vigore et fine, 1635.

Archives de l'Hôpital de Grenoble.

D' CHEVALLIER. — Les Pestes à Romans.

Louis DELHERM. — *Gazette des Hôpitaux*, 1899.

DONIS, 1721.   Préservatif contre la peste pour un chacun.

Philibert GUYBERT. — Le médecin charitable, 1659.

Histoire illustrée des rues de Grenoble, par Henry ROUSSET et Edouard BRICHET, chef de bureau à la Préfecture de l'Isère.

LYON

IMPRIMERIE A. STORCK ET Cie

Rue de la Mediterranee, 8

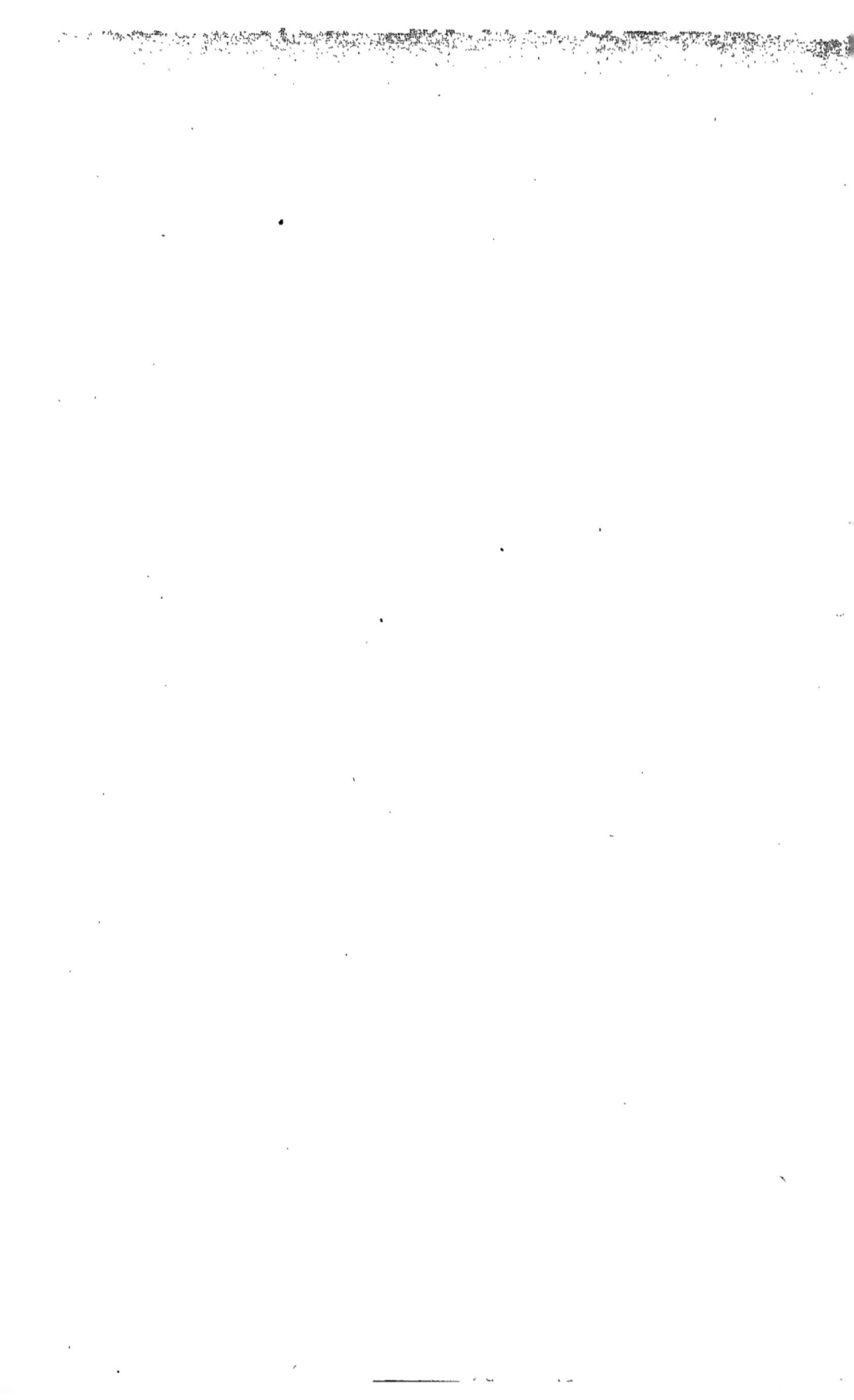

www.ingramcontent.com/pod-product-compliance
Lightning Source LLC
Chambersburg PA
CBHW031731210326
41519CB00050B/6211